JN228234

僕は、死なない。

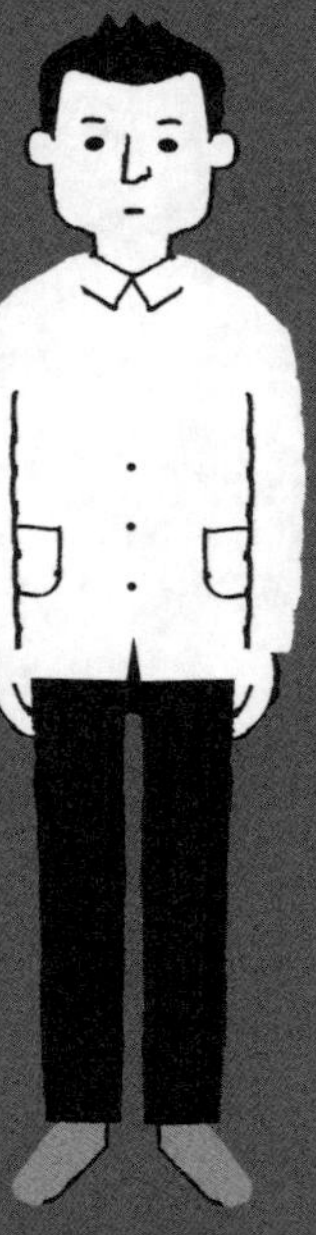

全身末期がんから
生還してわかった
人生に奇跡を起こす
サレンダーの法則

刀根 健

これは、２０１６年９月１日から
２０１７年７月20日の３２３日間に、
僕の身に起きた不思議な奇跡の全記録である。

僕は、死なない。　目次

第一部　死の宣告、闘争と敗北、そして生還

1　運命の日　8
2　死ねない　23
3　死の恐怖　33
4　覚悟を決めろ　39
5　サバイバルのはじまり　48
6　新しい治療との出会い　55
7　絶望と治験　60
8　運気を上げろ　69
9　死神　76
10　セカンドオピニオン　83
11　奇門遁甲　89
12　情報を集めろ　93

13 スマイル・ワークショップ 103
14 治療方針を決める 113
15 ついに来た、痛み 120
16 本当に大切なもの 127
17 転げ落ちるように…… 137
18 分子標的薬と引き寄せの法則 148
19 死の覚悟 157
20 悲しみよ、こんにちは 166
21 完敗……そして…… 175
22 魂の計画 185
23 悲しみよ、さようなら 194
24 過去生 202
25 新しい視界 209
26 入院初日 218
27 検査の日々 227
28 入院4日目 234

29 入院生活 238
30 放射線治療 247
31 ついに来た！ 254
32 楽しい入院生活 261
33 アレセンサと眼内腫瘍 269
34 僕に不都合なことは起きない 278
35 退院 285
36 南伊勢へ 289
37 ヒーリングと伊勢神宮 295
38 そして…… 302

第二部

がん が教えてくれたこと

~人生に奇跡を起こすカレンダーの法則~

（1）病気の原因 311

①身体の原因 312
②心の原因 314
③エネルギーの原因 315
④魂の原因 316

(2) 僕の生還への道 320

①肺がんステージ4宣告を受けて 320
②逃げるな、戦え！ 321
③ポジティブとネガティブの振り子 324
④明け渡す（サレンダー） 328
⑤魂の計画を知る 335
⑥ネガティブ・エネルギーを排出する 339
⑦自分を癒し、愛する 341
⑧奇跡を引き寄せる 343
⑨望む未来へのつながり方 351
⑩新しい生き方 355

第一部

死の宣告、闘争と敗北、そして生還

1　運命の日

「病気の名前は、肺がんです」

２０１６年9月1日、人生が変わった。

都内にある大学病院の狭くて薄暗い廊下から診察室に入ると、白衣を着た医師が座って待っていた。

「えー、こんにちは、担当をさせていただきます、か・け・が・わ、と申します」

眉間に深いシワが刻まれ、苦悩が顔に張り付いたような50代半ばの男性だった。

「刀根《とね》です。よろしくお願いいたします」

「えー、検査の結果なのですけれども……」

掛川医師は言葉を選びながらも、僕の肺の状況を淡々と、そして詳しく説明し始めた。

「これ、あなたの左胸です。ここのところ、ちょうど鎖骨のちょっと下あたりに１・６センチほどの影が写っています。これですね」

彼の指差すＣＴ画面には、他とは明らかに違う白い塊が写っていた。

「それと肺の中の空気の通り道というのがですね、この真ん中の黒くなっているところなんですけれど」と言って胸の画像で真ん中に黒く写っている通り道を指差した。

「これが右と左の肺に分かれていく、2本に分かれていくちょうどこの小股のところに、赤いところがあります。ここも怪しい」

　彼の指差した分岐点が不気味に淡い赤色を放っていた。

「なので、内視鏡の検査ではもともとの左肺の影の部分と、ここの赤く腫れている部分と、両方検査を行なわせていただいたということです」

「内視鏡……ああ、あの口からカメラ入れたやつですね」

　僕はそのとてつもなく苦しかった検査を、ちらっと思い出した。

「そう。それで、その結果なのですが……どっちも治療が必要、という結果が出たんですね」

「治療？　と言いますと？」

「その病気の名前は、肺がんなんです」

「……」

「で、肺がんのうちの、顕微鏡で見た顔つきでは、腺《せん》がん」

「両方ともですか？」

「そう」

「体調はいたって元気なんですけど」

「肺がんは自覚症状が出たときには、相当進んでいる可能性が高い病気なのです」

「普通に運動とかも、毎日してたりするんですけど」

「はい、気づかないケースがほとんどなのです」

「そうなんですか」

「はい。で、刀根さんの場合はどういうことかというと、母屋《おもや》がこちらで」左胸の塊を指差した。

「もう片方はですね、大きくなるために必ず血管をまたいでいきます」

彼の指先がCT画面の上を動く。どうやら左胸が母屋で、気道の分かれ道のところが転移らしい。

「血管のそばには必ずリンパの流れがあって、その両方、あるいはそのどちらかを使って病気が身体全体に広がります。今の段階では、これが腫れているだけでとどまらず、もう1個内側のリンパの流れにまで領域が広がっているということがわかりました」

彼はそう言うと、左肺の中にある白い部分を指差した。そこは明らかに右よりも大きくふくらんでいた。

「リンパにも転移している、ということですか?」

掛川医師は眉間にシワを寄せてうなずくと、さらに続けた。

「で、さらに、さらに、ペット検査で診ると……」

「さ、さらに?」

「ここに緑色の部分がありますね」

彼の指先は僕の前側の肋骨《ろっこつ》下部を指していた。ちょうど胃の真上あたりの骨だ。そこがほんのり緑色に光っていた。

「これがですね、ここだとちょっと……」

「ちょっとって？」

「あのー、背中が痛いとか、刀根さんにはないでしょうか？」掛川医師は言いづらそうに言葉を続けた。

「ないです」いやな予感がする。

「特にないんですね？」

「はい」

「あのー、今の段階で言いますとですね……えっとペット所見があって……お見せいたします」モニターの画面を切り替える。いやな予感がさらに増す。

「病気が進行している可能性があります」掛川医師は上目づかいに言った。

「進行？」

もう一度念を押すように、掛川医師は説明を始めた。

「で、えー、さっき言ったリンパっていうのはですね、左の肺門《はいもん》という場所」

「あ、さっきの分かれた部分ということですね」僕は確認するように言った。

「そう、ここと左胸にがんがありますよ、ということになります。あとリンパで、さらに……」

「さらに？」

「胸骨」

「胸？　胸骨⁉」僕は慌てた。

「ここなんですが、これも……」医師は再びモニターを指差す。

「転移している？」思わず聞き返す。

「はい、転移している可能性があります。それで、あとですね」

「ま、まだある？」

「それで……ほんとに所見的にはですね……あのー、肺の中なんですけれど……空気は基本的に黒く写るんです」掛川医師は言いにくそうに話した。

「はい」確かに僕の肺はほとんど黒かった。

「肺は風船の集まりなんで、黒いところがメインなんです。この白い筋は血管です。これ、あなたの右胸のほう」掛川医師は今度は右胸のCT画像を指差した。

「血管とは似ているんだけど、ここにあるプチとか、ここにあるプチとかは血管のように見えて実は血管でない可能性がある」僕にはその区別がつかなかったが、掛川医師は続けた。

「まー、あのー、私たちはそういったうがった目で診ていかなきゃいけないんですけど、そうするとですね、右側の肺にもそういった場所があるのかもしれない」

「それは、右胸にも転移しているということですか？」

「うん、そう。まー、今の段階で言いますと、ペット検査で骨のことを考えないで赤いところだけ、骨以外の赤いところだけ、この部分と、この部分と、この部分」掛川医師は画面を一つずつ指差した。

「骨を入れない状態で、進行度は3のAという病期になります」

「ステージ3ですね」

「はい」

「で、骨のところまで考えますと、これ4期」

「4期……ステージ4ってことですね」

「そう。で、3A期または4期だけど、まあこの所見上からいうと4期と捉えたほうがいいのではないかと」

「うーん」僕は言葉を失った。

「じゃ、何をするかというと手術、放射線という局所療法ではなくて抗がん剤の治療が必要になると思います」

「なるほど」

「はい。今の段階ですと、保険診療の範囲内で行なうようなお薬は、大きな塊のカテゴライズでいうと抗がん剤と分子標的治療薬の2通りあります。その中には、治療の初期段階で使うお薬もあるし、何回か治療薬剤の変更を余儀なくされたときに初めて使うお薬とか、あとは治験って言ってね、臨床試験。いろいろあります」

「そうなんですか」

「はい、えー、同時進行なんですけれど、今の段階で行くと、遺伝子を調べる検査を追加していただきます」

「遺伝子ですか？」

「まずは私たちのところで、あなたの遺伝子の変異に合った薬剤の選定を行なうことを始めさせてください。遺伝子っていうのは、人に固有のものなんです。お父さんお母さんからもらった世界に一つしかないものなので、勝手に調べちゃいけないことになっているんです。個人情報なんで、それを調べると悪用ができる。あなたの病気は何がどうとか、そういった専門的な部分がわかっちゃう」

「なるほど」

「なので、刀根さんの了解を得て、私たちはこれから遺伝子を調べさせてもらうわけです」

「わかりました」

「じゃあ、この書類に目を通してからサインをお願いします」

僕は彼の差し出した書類にサインをした。

「僕の場合、進行が早いんですか？」

「それはわかんない。わかんないです。ただ、えー、偶然の機会に見つかったもので既にリンパに入り込んでいると考えますと、進行がんではあります」

「5年生存率は？」

「4期として考えますと、3割」

「3割……」

「ということになろうかな。ただもうそれはお薬によって全然変わってくる。どのお薬が使えるかによって」

「手術はしなくても大丈夫なんですか？　これを取るとか？」

「しない」掛川医師は断固として言った。

「してもしょうがない？」

「しょうがないんじゃなくて、しないほうがいい」

「それはどうして？　身体に負担がかかるから？」

「そうです。私たちは取れるもの、取りきれるものが手術の対象なんです。リンパの流れに入っているということは、全身に、見えないとこに、顕微鏡でしか見えないようながん細胞が血管、もしくはリンパの流れに入り込んでいると考えます。ですから病期によっては手術の終わった後に抗がん剤の治療をね、追加するということもあります」

「んー」

僕は父から手術をしたほうがいいと言われていた。父は何度も手術ができないか確認してくるように僕に釘を刺していた。手術をすることが一番安心だと思っていたのだろう。

掛川医師は話を続けた。

「最初からわかっている場合には、手術はしないほうがいい」

「最初から抗がん剤でやったほうがいいということですね？」

「そう」

「このまま何にもしなかったら、どうなっちゃうんですか？」

「今、想像できることはですね。症状として現れるものの一つとして、骨のところが痛くなってくると思います」

「それとリンパに入り込んでいる場所が空気の通り道の脇なので、咳が出ると思います」

「咳は時々出ていますね」

「病気による咳の場合は止まりません。時々ってレベルじゃなくなってきちゃうと思います」

「……」

「進行するとね。胸に水がたまってきます。そうすると息苦しくなってくる、というようなことが出ると思います。だから治療はしたほうがいいと思います」

「治療しなかったら、どのくらいで死んじゃうと思います?」

「んー、どんぐらいでって言ってもね……。それは神様しかわからないです。ただ、最初に発見されたのがひと月前なので、なんとも申し上げられないんだけど、最初の月を入れて三カ月以内になんらかの症状が出ると思われます」

「ということは、11月くらいまでに何かしら体調がおかしくなるということですね。咳が止まらなくなるとか、胸が苦しくなるとか」

「何がしかの症状が出ると思われます。だからまあ、治療はしたほうがいいですね。なるべく早く」

「しかし……最悪ですね……」僕は思わずつぶやいた。

「ちょっと、前向きに考えていただきたいと思います」

「ま、僕は生き残るほうの3割に入りますから、大丈夫です」僕は自分に言い聞かせるように言い、続けた。

「5年生存率が3割だというと、大体2年後までにどのくらいの人が死んじゃうとかあるんですか?　とりあえず2年頑張りましょうとか、そういうのあるんですか?」

「そうですね、まずは今の段階で言うと、抗がん剤のお薬がどれになるか、ということで違うと思います。それとあと使っていくうちに合併症、副作用っていうのが必ず出ます。

そういった中でこれ以上抗がん剤は使えない、なんていうような合併症が出ちゃうと、またそれは話が別になってきちゃいます。そういったことがなければ、今のところはですよ、わかっている段階では、使うお薬によっては、そのお薬を使っていて再発になった期間というのは、20カ月というお薬とかもありますし9カ月というお薬もあります。それぞれ別なんです。それぞれが平均値なんです。9カ月のお薬を使って、次は何カ月のお薬を使っていくかというふうなんです。その組み合わせによってその平均値というのが足されていくわけです。20カ月というお薬が第一選択になれば、平均として20カ月はそのお薬でいけるかもしれない」

「かもしれない……」

「となると、まあ2年近くは何事もなく、1剤だけで……。それはわかんない。正直なところ。やってみなければわかんない」掛川医師は自分に言い聞かせるようにつぶやいた。

「抗がん剤って飲み薬なんですか？」

「飲み薬も注射もあります」

「僕はタバコも吸わないし、酒も飲まないし、運動も適度にやっているんですけど……」

「それがですね、そうなんです。世の中ね、悪いことといっぱいやっている人いるのになんで自分が？っていうと、答えはもう出ないんです。わかんないんです。タバコ吸わないタイプのがんなんです、刀根さんのは」

「最初にできたのはいつ頃なのかわかります？」

「わかりません。実際はわかりません」

「スピードが遅いってネットで書いてあったんですけど」

「人それぞれです」

「ステージ4か……家族に話すのにちょっと……。ここと、ここと、ここ、大きいの3箇所。あと、ちっちゃいのがあるかもしれない、ということですね……。全身はどうなんですか？

ペット検査受けたじゃないですか」

「今のところは、一番遠くに飛んでいると思われるのが反対側の肺と、骨、胸骨、であろうかな、と」

「じゃ他のところ、べつに何か肝臓だとかは？」

「今はなさそうなんだけど」

「今のところはですね」

「はい」

「抗がん剤の治療で入院とかはする必要はないんですね」

「1回はどっかで入院していただくことになります。まず最初」

「どのくらいの期間ですか？」

「薬剤によって変わります。大体どんなに短くても2週間はみていただきます」

「2週間か……髪の毛抜けちゃったり、白髪になったりする可能性はありますか？」

「髪の毛はね……薬によっては副作用もありますのでね。中には髪の毛抜けないお薬もあります。ただ髪の毛でいいますと、髪の毛では死なない」

「ま、別に髪の毛はどうだっていいんですけど」僕は苦々しく笑った。

「それ以外にも怖い副作用があります。それもちょっと慎重に考えていったほうがいいと思います。肺がんの病気自体は非常に治りにくい病気なんです。なので、まあ考え方としてはですね、ま、とにかく進行を遅らす、というのがメインです。まことしやかに身体の病気が全部なくなっちゃいましたというのは、2割以下」

「はー、でもそういう人、2割はいるんですね」

「で、それでいうと、ま、5年生存率で3割に入っている人は、戦いながら6年目を迎える人も当然いるでしょうし、無事に何事もなく6年を迎える人もいるということ」

「5年超えれば一安心。それが目安だということを聞いたことがあるんですが」

「それはですね、この病気が身体からなくなったというような状態になってから5年ということです。だから戦いながら6年を迎えた人が5年経ったからスパッと治療を止めるんですか、と言えばそうではない、ということです」

掛川医師はため息をつきながら、僕の小さな希望を打ち消すように画面を切り替えた。そこには僕の脳のＭＲＩ画像があった。

「これ脳みそ。脳みそには転移がない。これ、よかったです」

「最近滑舌《かつぜつ》が悪くなってきたように思いましたが、気のせいでしたね」僕は気休めに笑った。

「それとDNA検査をやるんでしたよね」

「内視鏡の生検で細胞はもう採取しましたので、改めて追加してやることはありません。そのとき採取した細胞を検査に回します。それと、もう一つ私たちが調べていることがあります。それはEGFRという遺伝子の名前なんですけれど、これが刀根さんの遺伝子にあるかを調べます。もしあって、陽性だったら、このEGFRを持っている人に使える分子標的薬というお薬が使えます。で、もしあったら、これをね、一部の採血とかを研究に使わせていただきたいということ。このEGFRという遺伝子変異が陰性だった場合は次にALK《アルク》というものを調べます。で、もしこれが陽性だったら、これの分子標的薬が使えることになります。これ、段階を追ってやっていきます」

「わかりました」

「この検査に大体10日くらいお時間をいただいております。次は12日の月曜日にいらしていただけますか。もしくは、15日の木曜日」

「これが3日4日ずれたからといって、僕の死期が早まるということはないですよね」僕は痛いジョークを言ってみた。

「それは、誤差の範囲だと思います」掛川医師は眉間にシワを寄せたまま、笑わなかった。

「じゃ、15日で」

「15日の11時半でよろしいでしょうか」

「はい」

掛川医師は目の前のパソコンにパチパチと打ち込んだ。「予約を取りました」

「ありがとうございます。この間何か気にすることとかはありますか？」

「いえ、今までどおりにお過ごしください」

最初からずっと室内にいた若い研修医が僕を悲痛なまなざしで見つめていた。きっとなんて言葉をかけていいのかわからなかったのだろう。だが、なぜか腹が立った。肺がんステージ4の宣告をするときの実例にされてしまったような気がしたからかもしれない。


診察室を出て暗い廊下を通ると、古い長椅子に咳き込んでいる人たちがたくさん座っていた。

「こほこほこほ」「げほげほ」ひっきりなしに咳が聞こえる。みんなこんなに咳をしていたっけ？

目の前に広がる世界が冷たいモノトーンのように、僕には感じられた。そこは診察室に入る前と、明らかに違う世界になっていた。

病院を出て電車に乗ると、僕は急に落ち着きを失った。スマホでステージごとの生存率をネット検索すると、指が震えていることに気づいた。

ステージ4の5年生存率は掛川医師の話と違い10％以下だった。1年生存率が30％だった。気を遣ってくれたのか……。

1年以内、死ぬ確率が70％……。

目の前が暗くなった。

2　死ねない

「どうだった？」

扉を開けると社長の心配そうな顔が飛び込んできた。

「驚かないでくださいね、ステージ4でした」

「え？　うそ⁉」

僕の勤めている会社は、企業や官公庁に心理学をベースとしたコミュニケーションやリーダーシップなどを教える研修をなりわいとしている。僕の仕事も研修講師。社員数は少ないものの、もう創業して30年近くなる歴史のある会社だ。社長は女性で、創業者の先代社長が10年ほど前に退任して後を継いでいた。

「ホントなの？　間違いないの？」社長の眉が心配そうにハの字になっている。

「多分……ＣＴとかペット検査の画像とか、いやというほど見せられました」

「でも全然元気じゃない。毎日ジムにも行ってたし」

「ええ、そうなんですよね。自分じゃ全くわからなかったです。今日だって全然元気だし」

「そうよね、元気よね」

「ええ、でもなんだか肺がんのステージ４ということで……僕も驚きましたよ」

「うーん……」

「でも大丈夫です。僕は絶対に治りますから」

「そうよね、刀根さんだものね、きっと治るわよ」

「ありがとうございます」

「私も治療とか詳しい人に聞いてみるわ。仕事で医療関係の人もたくさんいるから」

「助かります」僕はそう言うと、自分の席にどかっと座った。いつも座っている椅子なのに、なぜか座り心地がとても悪かった。

なんとかしなくては……このままだと１年以内に７割の確率で死ぬ。

何かに急《せ》かされるように、落ち着きなくパソコンを開いたものの、何も頭に入ってこなかった。

そうだ、会社で仕事なんてしている場合じゃない。この状況を打開するのは自分しかいないんだ。次の診察まで何もしないで待っているなんてできない。座して死を待つなんて真っ平ごめんだ。自分でなんとかするしかない。自分が今できることをやるんだ。僕は社長に話しかけた。

「社長、今決まっている僕の担当する研修は全てやりますので、明日からは不定期の出社にしてもらっていいですか？　治療方法とかいろいろ調べたり、できる治療を始めたいので」

「ええ、いいわよ。研修に穴さえあけなければ、基本的に講師の仕事ってあまりないし」

「ありがとうございます。本当にありがとうございます」僕は何度も頭を下げた。

そのとき、一つ考えが浮かんだ。2カ月ほど前に心理系の学会に出たときに、「自強法」という身体を自由に動かす治療的ボディワークを体験したことがあった。ほんの10分ほどの体験で、それまで頻繁に出ていた不整脈がほとんどなくなった経験をしていた。また、そのときに講師として来ていた人が、父親が脳梗塞で倒れたときにこの方法を試して、数日で脳梗塞を治したという話が耳に残っていた。

脳梗塞が治るのであれば、がんも治るかもしれない……。

僕は早速、そのとき交換した名刺を取り出して、東京の事務所に電話をかけた。

「はい」

「あの、先日学会で体験させてもらった者なのですが、今日そちらにお邪魔させていただいてもよろしいでしょうか？　少しご相談がありまして」

「ああ、あのときの学会の人ですね。ええ、いいですよ。ちょうど午後は時間が空いてますから。場所はわかりますか？」

「ええ、いただいた名刺で住所を探して行きますので、大丈夫です」

「じゃあ、お待ちしていますね」

「ありがとうございます」

電話を切ると、社長に「先日の自強法の事務所に行ってみます」と伝えた。社長も一緒に学会に出ていたので「ああ、あれはいいかもね。行ってらっしゃい」と気持ちよく送り出してくれた。

「行ってきます、今後のことは連絡入れますから」僕はすぐに会社を飛び出した。


電車を乗り継いで自強法の事務所の最寄り駅に降り、スマホで地図を見ながら、事務所に向かっていく。事務所が入居している建物が目に入ってきたとき、不思議な気持ちになった。なぜか既視感があった。

「いらっしゃい」そう出迎えてくれたのは品のよい老人だった。

「自強法の東京責任者をしています、トキと申します」老人は丁寧に名刺を差し出した。

僕は今朝からの出来事をかいつまんで話した。

「そうですか、それは大変だったですね」トキさんは気の毒そうに僕を見た。

「実は私の一族には医者が多くてね、親父も兄もみんな医者だったのですよ。だから現代医療というものがどんなものか、私なりにはわかっているつもりです」

「そうなんですか」

「現代医療も対症療法という点では優れたところもありますが、根本治療という点では、私は疑問を持っています。実際、私も妹をがんで亡くしていますので」

「……」

「お話は大体わかりました。自強法でがんが治ったということは聞いたことはありませんが、やってみましょう。私も今まで奇跡的な治癒の場面にたくさん出会っていますので」

「ありがとうございます。助かります」

「じゃあ、日程を決めましょう。9月17日から19日までの3日間、こちらにお越しください。準備をしておきますので」

「よろしくお願いいたします。それまでに何か気をつけておくことはありますか？」

「そうですね、刀根さんは肺がんですよね、だったらなるべく胸を大きく、呼吸を深くするように意識してください。がんは酸素を嫌うのです」

「そうなんですか、わかりました」

トキさんと話をしていると、僕の記憶の中で何かの回路がつながった。

そうだ！　ここには来たことがある！　この部屋にも来たことがある！　そう、あれは1996年か1997年のことだった。ちょうど当時勤めていた会社を辞めた頃、ある不思議な感じの知人にここに連れてこられたのだ。

「トキさん、僕はここに来たことがあるように感じているのですが……、小川さんって女性をご存知ですか？」その知人の名前を言った。

「ああ、あの人ですね、知ってますよ」

「僕は彼女にここに連れてこられた記憶があるんですよ」

「ええ！　そうなんですか？」

「はい、そのときもトキさんとお話ししています。あの頃は確か、着物を着ていらっしゃって、ヒゲがあったような気がしますが……」

「そうか！　私もなんだか刀根さんとは初めてじゃない気がしていたんです。小川さんがここに来ていたのはちょうど20年くらい前だから、その頃に私たちは会っていたんですね、いやぁ、不思議な縁だ」トキさんも感慨深げにうなずき、微笑みながら言った。

「こういう不思議な縁や出来事が起きるということは、うまくいっているということです。刀根さん、あなたの病気はきっとよくなりますよ」

「僕もそう思います」

「そうそう、私は昔、身体にとてもいいミネラルを売っていたことがあってね……」トキさんはそう言うと、灰色の粉をビニールに詰めて渡してくれた。

「普通に販売したら8000円くらいのものだけど、あげるよ」

「ありがとうございます！」

自強法の事務所を後にし、僕は次の場所へ向かった。


僕は研修講師の仕事が終わった後、夜は葛飾区にある「マナベボクシングジム」でトレーナーの仕事もしていた。仕事と言っても無給のボランティアだが、プロ選手を3人担当していて、彼らと一緒に頂点を目指してトレーニングの日々を送っていた。真部《まなべ》会長には僕ががんであるかもしれないということだけ、前もって伝えていた。

ジムへ向かう階段を上ると、サンドバッグやパンチングボールを叩《たた》く、ボクシングジム独特の重低音が聞こえてきた。毎日聞きなれたズンズン響くこの音が、なぜか新鮮に聞こえた。

「刀根さん、どうでした？」ジムに入ると真部会長が心配そうに話しかけてきた。

「いやあ、自分でも驚きでした。ステージ4でしたよ」

「マジですか！」真部会長は目を大きくすると、言葉を失った。

「1年生存率が3割だって、ネットでは書いてありました」

「……」

「でも、僕は必ず治りますから、必ず治してここに戻ってきますから」

「そうですよね、不可能を可能にするのは、その気になれば難しいことじゃないですからね」

そう、ボクシングの世界では不可能といわれたことを成し遂げた人たちが大勢いる。僕もジャンルは違うが、その1人になるんだ。

「ということで、治療が一段落するまでジムはお休みさせていただきます。今月は大平と工藤の試合がありますが、申し訳ないです」

「いやいや、それは治療を優先してください。大平と工藤は私が見ます。長嶺もなんとかしますから」

真部会長は僕の担当している選手たちの面倒を約束してくれた。そうこうしているうちに選手たちがやってきた。

「今日の検査で肺がんだとわかった。ステージ4だそうだ。ステージって1から4まであって、4は一番どん詰まりなんだ。4の次はないんだ。だから残念だけど、お前たちのトレーナーをできなくなった。セコンドとしてリングサイドにつくこともできない。すまない」

「何言ってるんですか、僕らは大丈夫です。刀根さんは自分のことをやってください。今まで刀根さんに教わったことを忘れないで練習します。刀根さんのためにも、絶対に試合に勝ちますから、見ててください！」

少し涙が出たのをごまかすように、上を向いた。

「ありがとう」

僕は家路に就いた。今日は本当にいろいろなことがあった。そして今日一番の仕事がまだ残っていた。

妻になんて言おう？

僕たち夫婦は外見上はどうあれ、コミュニケーション的にはあまりうまくいっていなかった。僕は研修の仕事やボクシングジムのトレーナーで忙しくしていて、帰宅するのは毎日午後10時を回っていた。テレビニュースを見ながら妻が作ってくれた食事をかきこみ、シャワーを浴びて12時頃に布団にもぐりこむ。その間、妻とはまともな会話がほとんどなかった。

妻はもともとあまり話をするほうではなく、どちらかというと寡黙《かもく》といっていい。おとなしくて口数が少なく、人と関わるのは苦手なタイプ。だからか夫婦のコミュニケーションは僕が話し、妻が答えるというパターンがほとんどだった。

妻は時々、つぶやくように言った。

「私、生まれ変わったら結婚なんかしない」

「誰の面倒もみたくない。自分ひとりのことだけやっていたい」

「一人暮らしがしてみたい」

僕はその都度、聞き流していたが、妻が時々もらす言葉が心の隅に引っかかっていた。

検査結果を聞いて、妻がどんな反応をするだろう？

ふーん、と聞き流されたらどうしよう？

私はどうなるの！と詰め寄られたらどうしよう？

お金は？　子どもたちの学費はどうするのよ！と責められたらどうしよう？

頭の中をいろいろなシーンがよぎった。

玄関を開け、家に入る。妻は台所で夕食を作っていた。

「ただいまー」

「おかえり、どうだった？」妻が心配そうに振り返った。

「驚かないでね、ステージ４だった」

「えっ？」

妻の目から、みるみる涙があふれ出した。僕は妻の震える身体をそっと抱きしめた。

絶対に死なない、死ぬわけにはいかない……。

3　死の恐怖

僕は電気を消して布団にもぐりこんだ。

長い1日だった……まさか、ステージ4だなんて……。

掛川医師の顔が浮かんできた。頭の中の掛川医師は淡々と言い放つ。

「病気の名前は、肺がんです」

「残念ですが、4期、ステージ4です」

「進行している可能性があります」

スマホの画面が頭をよぎる。1年生存率30％、5年生存率10％以下……。

来年、生きている可能性が3割なのか……5年後は生きていないかもしれない……。

頭の中を掛川医師の言葉が響き渡る。


「残念ですが、4期、ステージ4です」

「残念ですが、4期、ステージ4です」

「残念ですが、4期、ステージ4です」

「残念ですが、4期、ステージ4です」

「残念ですが、4期、ステージ4です」

突然、僕は重大なことに気づいた。
僕は、死ぬんだ！
僕は、死んじゃうんだ！
掛川医師の陰気な顔が真っ暗な部屋の中いっぱいに現れる。

「進行性の肺がんで、手術はできません」
「リンパにも転移しています」
「残念ですが、骨にも転移しています」

ああー、どうしよう！
死にたくない、死にたくない、死にたくない、死にたくない！

僕は完全に恐怖に捕まった。

死んだらどうなるんだろう？
死んだら、何も考えられなくなるのかな？

死んだら消えちゃうのかな？
消えるってどうなっちゃうことなんだ？
消える？
僕は、消えるのか⁉
「抗がん剤は効くかどうかわかりません。やってみなければわからないのです」
「そうやって、薬をつないでいくしかないのです」
怖い、怖い、怖い。
僕は、がんで死ぬのか？
死ぬのが怖い、死ぬのが怖い、死ぬのが怖い！
恐怖をかき消すように、心の中で叫ぶ。
いや、治るんだ！　治すんだ！　絶対に生き残ってやる！

打ち消すように掛川医師が言葉をかぶせてくる。

「肺がんはがんの中でも難しいがんなのです」


頭を抱えて反論する。


うるさい！

僕は生き残るんだ！

がんを消すんだ！

絶対に死ぬもんか！


死の恐怖は、むなしい抵抗をあっという間に吹き消していく。

「無理です。あなたは延命治療しかできません」

「もう、助かりません」

死ぬ、死ぬ、死ぬ、僕は死ぬんだ！

死んじゃうんだ！

妻と2人で年を取りたかった。白髪の妻が見てみたかった。
子どもたちが社会人になる姿が見たかった。
孫を抱きたかった。
もっともっと、家族で時間を過ごしたかった。
もっと一緒にいたかった。
もっと話をしたかった。
もっと一緒にどこかへ行きたかった。

涙があふれてきた。
なんで、どうしてできないんだ！
僕よりも悪いことしているヤツ、いっぱいいるじゃないか！
なんで僕なんだ！
不公平だ！
僕以外にもいっぱいいるじゃないか！
なんで僕なんだよ！

いやだ、いやだ、いやだ、死にたくない、死にたくない、死にたくない！

頭の中を何かが暴走していた。心臓が高鳴り、脈拍が速くなる。真っ暗な暗闇から何かが僕をつかみ込んで、漆黒の穴へ引きずり込もうとしていた。

いやだ！　いやだ！　いやだ！

抵抗むなしく、ぐるぐると回転しながら底なしの穴へ落ちていく。

死にたくない！

怖いよう！

頭を抱えて布団の中をゴロゴロと転がる。暗闇は僕を捕らえて離さない。夜は無限に続くように思われ、僕は真っ暗な部屋の中でもだえ苦しんだ。

眠れない、こんなの眠れるわけがない！

う……うわーっ！

恐怖にのたうちまわっているうちに、窓から光が差し込んできた。気づくと、朝になっていた。結局、一睡もすることはできなかった。

明るくなった部屋で腫れた目をこすりながら思った。

夜になったら、またこれがやってくるのか……。夜が怖い……。

眠れる日は来るんだろうか？

4　覚悟を決めろ

翌日、僕は家を出ると昨日とは違った大学病院へと向かった。

実は僕のがんが見つかったのには、ある経緯があった。その年2016年3月の健康診断で僕の心臓に不整脈が見つかった。詳しく調べたところ、不整脈は「心房細動」という種類で、将来的に心筋梗塞や脳梗塞を引き起こすような血栓、血の塊を作り出しやすいため、9月に手術をして治療することになった。その前月8月2日に手術に備えて心臓のCT撮影を行なったところ、その日の夜に病院から連絡が来た。

「肺に影が写っています。もしかするとがんかもしれません」

ということで、翌週の8月9日に肺について詳しくCTを撮り直す、と僕の心臓の主治医の松井先生は言った。

「おそらく、がんでしょう。でも安心してください。それほど大きくないので手術で取れると思いますよ。手術をするならば名人がいいでしょうから、そういうブラックジャックみたいなドクターがいる病院を調べて紹介状を書きますね」

松井先生は気さくで明るい人柄で、僕がショックを受けないように言葉を選んで話してくれた。自分の大学病院にも呼吸器科があるにもかかわらず、都内の大学病院を紹介してくれたのだ。そこで昨日の肺がんステージ4の宣告を受けた病院に行くことになったのである。

肺がんの病状を聞いてから心臓の治療計画を立て直そうということで、翌日の9月2日に予約を入れてあった。

診察室に入ると、松井先生が心配そうに聞いてきた。

「どうでしたか?」

僕は即座に答えた。

「いや、最悪です。最悪のステージ4でした」

「うそ？　ほんとに？」松井先生は丸い目をさらに真ん丸にして驚いた。

「はい、リンパや骨にも転移しているって言われました」

「マジですか……」

「抗がん剤を継ぎ足して延命治療をしてくしかないって……」僕はそこで言葉が詰まった。

松井先生は僕の言葉を継ぎ足すように話を始めた。

「実は私の家内の父も肺がんだったんです。背中が痛いって言うので病院に連れて行ったら、もう手遅れの状態でした。ステージ4で余命1年って言われました。でも食べ物だとか生活だとかいろいろ工夫してやって、結局亡くなったのですが、病院から言われた余命よりも随分長く元気に生きましたよ」

「そうなんですか」

「私たち循環器、心臓系の患者さんは病院に来るときにはもう意識がない方も多いんです。だから時間がないんです。治療法を調べたり、それをやったりする時間がないんですよ。心臓が止まったら、あっという間ですからね」

「なるほど、そうですね」

「それに比べてがんには時間がある。いろいろなことを調べて治療をする時間があるんです。時間があれば、いろいろできます。可能性が広がります。心臓の場合、家族にお別れを言うこともできないまま亡くなっていく人がほとんどなんですから」

「そうですね、少なくとも家族にお別れを言う時間はありますものね」

松井先生は僕の目を見て、力強く言った。

「大丈夫です。治ります」

え？

それは僕が白衣を着た人に一番言ってもらいたかった言葉だった。松井先生は続けた。

「病院は、病気を治すところです」

視界がゆるんだ。涙がじわっとあふれてきた。僕は気づかれないように上を向いた。

「心臓の治療は肺が治ってからにしましょう。順番的にはそれがいいでしょうから。肺を治してから、心臓です」松井先生はきっぱりと言った。

「刀根さん、頑張ってください」

松井先生は力強く僕の手を握った。

僕はこのときの松井先生を生涯忘れないだろう。松井先生は絶望しかかってた僕に勇気を与えてくれたのだから。これが本当の医者というものなのかもしれない。

その日の夕方、両親がやって来た。僕の診察結果を聞き、驚いて駆けつけて来たのだ。

「本当なの？」母が心配そうに言う。

「うん、間違いない。CTとかペット検査とかの結果からそうなんだって」

「手術で取れないのか？」父は以前にも聞いた同じことをまた聞いてきた。

「うん、先生に確認したら、しないほうがいいって」

「本当か？　本当にそう言ったのか？」

「うん、そう言った」

「いや、今度行ったとき、もう一度確認してきなさい。私は手術で取るのが一番いいと思うんだ」

「いや、リンパや骨にも転移しているから、手術をしても無駄だって。逆に体力が落ちるから、しないほうがいいっていうことらしい」

「いやいや、先生はそう言ったかもしれないが、現にがんが大きくなる可能性があるんだったら、切って取ったほうがいいだろう。やっぱり手術をしたほうがいいと思うから、もう一度確認してきなさい」

父は頑固だった。僕と父との会話は、これまでもこのように平行線をたどることが多く、父が僕の意見や気持ちを受け入れたことは、僕の記憶ではほとんどなかった。

「わかった、もう一度、聞いてみるよ」僕の答えに父は安心したようにうなずいた。

「次はいつ行くの？」母が聞く。

「うん、15日かな、2週間後」

「それまでにやっておくこととか、ないのか？」父が聞く。

「特にないって。まあでも、今までと同じ生活をするわけにはいかないから、できることはやろうと思ってる」

「できることって？」

「食事とか、生活習慣とかかな。あと、本もいっぱい読んで、とにかく勉強するよ」僕の答えに父はうなずいた。

「レイコさん、大丈夫？」母が妻を気遣った。

「はい、大丈夫です。私も健さんと一緒に頑張ります」妻がニコッと笑いながら言った。僕はなんだか心強かった。

「ありがとうね、本当にありがとう。苦労をかけるけど、よろしく頼むわね」母が少し涙ぐんだ。妻も目を赤くしてうなずいた。

「食事って、具体的に何をするんだ？」父が聞いた。

「そうだね、いろいろ調べると、まずは野菜をたくさん食べることと、肉を止めることかな。あとはサプリも調べてみる」

「そんなもので治るのか？　肉は食べたほうがいいんじゃないか？　栄養があるし」

「いや、肉はがんにはよくないらしいんだ。結構いろいろな本にそう書いてあるし。もう既にそういう食事を始めてるんだ」

「いや、でも……」

「ま、自分のことだから任せて」父の言葉をさえぎって僕は言った。父は口をつぐんだ。

僕は8月9日のCTで松井先生から「おそらくがんでしょう」と言われてから、食事内容を大幅に変えていた。毎朝キャベツやレタス、にんじんやりんごなどをミキサーに入れ、1リットル以上の生野菜ジュースを飲むことを始めていたし、肉食もいっさい止めていた。まだ始めて1カ月経ってはいなかったが、身体がきれいになっていくように感じていた。

「じゃあ、頑張ってね」いろいろと話をした後、両親はそう言って心配そうに帰って行った。


自分ができることは全部やる。きっと、必ず、道は開けるはずだ。8月の中旬、CTでがんが見つかってから僕はがんからの生還者、がんサバイバーたちが書いた本を片っ端から購入し始めた。

生き残るためには、生き残った人がやったことから学ぶのが一番。

偶然にも全身がんからの奇跡的生還者が書いた本が数冊、家にあった。『喜びから人生を生きる！』という本ではアニータ・ムアジャーニという女性がリンパ系の全身がんから奇跡的に生還した実話を、『癒しへの旅』という本では著者のブランドン・ベイズがバスケットボール大の腫瘍を消した実話を、むさぼるように読み進んだ。そこには現代の西洋医療ではない方法で奇跡的に生還した人の実例が書いてあった。他にもケリー・ターナーという人が書いた『がんが自然に治る生き方』はとても参考になった。

この本はがんから生還した人たちのインタビューをまとめたもので、食事のことから治療のことまで詳しく書いてあった。そしてこの本の中でも一番強調されていたのが心の持ち方、メンタルだった。医者任せにしない、自分の治療法は自分が決める、生還した人たちはもれなくこういった心構えを持った人たちだった。

僕の心に勇気が湧いてきた。もし仮に治療法がないと言われても、最悪、こういった代替療法がある。こういうやり方でがんを消した人がいるんだ、できた人がいるんだから、僕がやってやれないはずはない。そしてふと思い出した。

そういえば、がんから奇跡的に生還した有名な寺山心一翁《しんいちろう》さん、フェイスブックで友だちになっていたな……。寺山さんは『がんが自然に治る生き方』にも登場する有名ながんサバイバーの元祖だった。寺山さんの著書『がんが消えた』も購入して読んでいた。数年前に友だち申請をして承認ももらっていた。僕は早速PCを開き、フェイスブックで友人欄を確認した。

いた……寺山心一翁さん……会いたい、いや、会わなくては!

僕は急かされるように、メッセンジャーでメールを打った。

「寺山先生、いつも情報発信ありがとうございます。とても参考にさせていただいております。実は相談があってご連絡をしました。昨日のことなのですが、肺がんステージ4と診断されました。そこで、もしできますれば、寺山先生とお会いしてお話を伺いたいと思い、連絡をさせていただきました。唐突の連絡でご迷惑かもしれませんが、いても立ってもいられずに連絡してしまった次第です。大変お忙しいとは思いますが、ご検討いただければ嬉しいです。よろしくお願いいたします」

その日のうちに返事が来た。最初の文字を読んで、僕は驚いた。

「がん、しかも肺がん4期とわかって、本当によい機会を得られましたね、おめでとうございます」

おめでとう？　がんになっておめでとうって、いったいどういうこと？　そんな気分じゃないんだけど。僕は続きを読んだ。

「がんは自分が作ったことを素直な気持ちで認めることができたとき、治っていく道が見えてきます。人が治った方法を真似しても、決して治っていきません。作り方はあなたしか知りませんから、治し方もあなたしか知らないのです。自分の内に住んでいる本当の医師である自然治癒力を、どうか活性化していってください。自分のがんを治した経験のない医師の指示は受けないほうがよいでしょう。自分の信じる道を歩んで、完治してください。きっと治ります」

完治……。

きっと治る……。

よし、僕はきっと治る……しかし、おめでとうとはまいったな……。

早速、10月4日から始まる寺山先生の宿泊ワークショップへの申し込みを済ませた。

夜、布団に入るとまた恐怖が襲ってきた。その日もまた、眠ることはできなかった。

5　サバイバルのはじまり

翌日の9月3日、僕は妻と2人で近所の陶板浴《とうばんよく》に足を運んだ。陶板浴はがんに効くと以前聞いたことがあったからだ。幸いなことに車で20分ほどの場所に陶板浴を見つけることができた。

扉を開き、中に入って受付をする。

「がんに効くって聞いたのですが……」受付にいた優しげな女性に話しかける。

「ええ、とてもよく効くと言われていますよ。がんの患者さんもたくさん利用されていま す。あの失礼ですが、がんなのですか？」僕があまりにも元気そうだったので不審に思ったのだろう、その女性が聞いてきた。

「ええ、肺がんのステージ4です」

「ええ？　そんなにお元気そうなのに？　いつ診断されたんですか？」

「えっと、おとといの1日ですね。9月1日」

「え？　おとといですか？」

「ええ、自分でもびっくりしてます」

「まあ……」女性は言葉を詰まらせると、目を赤くした。そして気を取り直したように言った。

「心がお強いんですね。普通はがんと診断されると1～2カ月は落ち込んで何も手につかなかったりするものなのですけど……」僕もつられて涙が出そうになったが、ぐっとこらえた。

「いえ、強くなんてありませんよ。ただもう、必死なだけです」ごまかすように笑った。

「奥様も、本当に大変ですね……」

「ええ、はい」妻は遠慮がちに微笑んだ。

「ここはがんの患者さんであれば、1枚のチケットで朝晩の2回利用することができます。もしお時間があるのならば、ぜひ2回来てください。体温を上げることががんの治療につながるのです。実際にここに通っていた方で、胃がんステージ4の患者さんが完治した例もあります」女性が指差した先に実例が書かれたポスターの張り紙があった。読んでみると、確かに陶板浴だけで胃がんステージ4のがんが完治したらしい。

よし、僕もここで治してやる。治して、この人の横に僕の実例を張り出すんだ。むくむくと意欲が湧いてきた。

負けねえぞ、がんになんて、負けるもんか。絶対に治してやる。

着替えて浴室に入ると、こげ茶の陶器の板が敷いてあり、人が寝るスペースに木枠が並べられていた。そうか、ここに寝るんだな。バスタオルを敷いて横になると、床からじんわりと熱が伝わってきた。

聞いた説明によると、床の温度は約50度。バスタオルを敷いているからそれほど熱くは感じなかった。この陶板には特殊なコーティングが施されており、室内にマイナスイオンが充満しているのだそうだ。薄暗い部屋の中でも空気が澄み切った感じがしていた。

「深呼吸をしてください。マイナスイオンに満ちた空気を肺にたくさん入れてください」

受付の女性が言ったことを、僕は実行した。

大きく空気を吐き出す。めいっぱい吐き出す。すると自然に空気が身体の中に入ってきた。ちょっと熱めの、でも、何かエネルギーに満ちた空気。隣を見ると、妻も横になっていた。ああ、なんだか幸せだなと、僕は深呼吸をしながら思った。

がん細胞は42・5度で急速に死んでいくらしい。最近読んだ本のどこかに書いてあったことを思い出した。

よし、身体の温度を上げて、がんを焼き殺してやる！

僕は自分のがんがある左胸を下にして、床に押しつけた。じんわりと熱が伝わり始めた。

3分もすると、額から汗がしたたり始める。

「がんも苦しいんだ。こんなことで音を上げてたまるか。がんと僕の根比べだ。絶対に負けねえ」

僕は自分に言い聞かせた。消してやる、消してやる、がんを消すんだ。一つ残らず消し去ってやる、見てろよ、がん細胞め！　死ね！　がん細胞！　消えろ、がん細胞！

僕は制限時間45分、ギリギリいっぱい使って、左胸を暖め続けた。浴室を出るとき、さすがに少し疲れを感じたが、この程度ならボクシングの練習のほうがよっぽどキツイ。全然大丈夫だった。

「どうでしたか？」受付の女性が心配そうに聞いてきた。

「はい、とても気持ちよかったです。これから毎日来ますので、よろしくお願いします」

「ええ、ぜひ来てください。お待ちしていますから」

妻と2人で挨拶を済ますと、車に乗った。

「どうだった？」僕が聞くと妻は答えた。

「うん、気持ちいいね。すごく効きそうだね。よかったね、近くにこんないいところがあって。私は仕事があるから毎日は行けないけど、行けるときは一緒に行くから」

「ありがとう。僕は、朝晩2回行くことにするよ」

「うん、それがいいね」

翌日から僕は毎日朝晩2回、この陶板浴に行くことにした。


そしてまた、夜がやってきた。

今日も眠れないのか……。

電気を消すとまたいつもの恐怖が襲ってきた。昼間はやることがあって気がまぎれるので、この恐怖と直に向き合わなくて済む。しかし布団に入るとやることがなくなる。すると途端に恐怖が襲ってくるのだった。


死にたくない、死にたくない……。

怖い、怖い、死ぬのが怖い……。


ああ、これで3日目だぞ。こんな毎日で身体は持つのだろうか?

3日目にもなると、少し冷静な自分もいた。そしてふと、気づいた。

そうか、自分の中で暴れまわっている恐怖を外に出せばいいんだ!

僕も一応、心理学をベースとした研修をやっている身で、少しは知識があった。トラウマや抱えきれない感情を身体の外に排出することで、心が落ち着きを取り戻すということを知っていた。身体の外に排出するというのは、叫んだり、叩いたりといったことだ。

僕はとっさに枕に顔を力いっぱい押しつけた。そして身体の中で暴れまわっているものを吐き出すように口を大きく開けた。

うわーっ!!

あーっ!!!

最初に出てきたのは、言葉にならない叫びだった。声が外に漏れないように布団の中にもぐりこみ、顔を押しつけた枕に大声で叫ぶ。

わーっ!!!

いやだーっ!!!

叫びとともに、あふれるように言葉が出てきた。

死にたくない、死にたくない、死にたくない!!!

いやだ、いやだ、いやだ、いやだ、いやだー!!!

なんで僕が、なんで僕が、なんで僕が、なんで僕なんだ!!!

怖い怖い怖い怖い怖い怖い、怖いようー!!!

枕が涙とよだれでべちょべちょになった。それでもかまわずに叫び続けた。


いやだ、いやだ、いやだ、いやだ、いやだ、いやだー!!!

死にたくない、死にたくない、死にたくない!!!


うわぁー!!

いやだーっ!!!


どのくらい叫んだだろうか、叫び疲れて声が嗄《か》れた頃、全てのエネルギーを使い切ったように手や足から力が抜け、身体がヘナヘナになった。

ああ、なんか出ていった……。

身体から何か圧縮された大きな黒い塊が抜けていったように感じた瞬間、僕は深い眠りに落ちていった。この日を境に僕に眠れない夜が訪れることはなかった。

6　新しい治療との出会い

翌週、以前から入っていた研修を何本かこなした。肺がんステージ4という診断を受けたものの、体調は悪くはなかった。検査のために口から内視鏡を入れた後遺症か、あの日以来声が嗄れていたものの、他に目立った体調不良はなかった。そのためか自分が肺がんステージ4という自覚はほとんど持てなかった。

9月13日に漢方クリニックに足を運んだ。10年来の友人、ナンバさんに僕ががんになったことを伝えたとき、すぐさまこう連絡をしてきてくれた。

「私が知っている漢方のクリニックにぜひお連れします。私が料金を払ってでも、連れて行きますからね！」

とてもありがたかった。ナンバさんの話によると、なんでもそのクリニックに通ってがんが治った人が何人もいるのだそうだ。銀座駅でナンバさんと待ち合わせて、2人で一緒にクリニックへ向かった。

「びっくりしましたよ。まさか刀根さんががんだなんてねー」

ナンバさんは、僕がボクシングで首を痛めてから随分長くお世話になっている整体の先生だった。

「いやー、僕もびっくりですよ、しかもステージ4ですからね」

「大丈夫、必ずよくなりますから。ここの先生はすごいんですよ。ここに来れば安心です」

ナンバさんはニコッと笑った。

診察室に入ると、女医さんが待っていた。

「私の先生、サラ先生です」ナンバさんが女医さんを紹介してくれた。

「こんにちは。ナンバさんからお話は伺っております」

サラ先生は優しくニッコリと笑った。

「刀根です。よろしくお願いします」

挨拶を済ますと、僕はさっそく今までの出来事をかいつまんで話した。サラ先生は僕の話を聞いた後、こう言った。

「刀根さん、がんになった原因はなんだと思いますか？」

実は既にいろいろな本を読んでいて、思い当たる節があった。

「それは……怒りだと思います。僕は怒っている人だったんです。何かにつけて怒ってました」

横で聞いていたナンバさんが意外そうな顔をしたので、付け加えた。

「周囲の人にはあまり怒りませんでしたが、そうですね、特にテレビとか見ながらいつも怒ってたんですよ」

「何に対して、ですか？」

「政治とか、ニュースとか……そんなもんに。バカみたいですよね、そんなんで自分ががんになったなんて。自爆です」僕は自嘲気味に笑った。

「感情が身体に悪い影響を与えることは、東洋医学の陰陽五行説で説明されているんです。刀根さんはご存知ですか？」

「いえ、知りませんが……」

「でもね、陰陽五行説によると、怒りは肝臓なんですよ。刀根さんは肺がんですよね」

「はい」

「確か肺は……悲しみだったと思うのですが」

「悲しみですか？　いえ、全く心当たりはありませんね。怒りならすごくわかります。いつも感じてましたから」

「そうですか、まあ、わかりました。ではさっそく診てみますね」

サラ先生は左手を自分の首筋に当て、右の手のひらを床に平行にして指先を僕に向け、頭のてっぺんから身体全体をスキャンするように動かした。

「ああ、確かに左胸の上のところが詰まっていますね。それから全体的に氣の流れが落ちていますね」

これは氣診という方法で、右手をセンサーとし、左手を当てた自分の首筋の筋肉反射を感じ取り、様々なことを診断する独特の診察方法なのだそうだ。健康だったり、身体によいものだったりすると筋肉は柔らかく反応し、逆に不健康だったり病源があると、硬くなるのですぐにわかるらしい。ナンバさんも氣診の使い手だった。今日は師匠のところに連れてきてくれたのだった。

サラ先生は人体図が描いてあるカルテの左胸の部分に黒いマルを描いた。そこは先日CTで見せられたがんの原発巣がある場所だった。

「ここががんですね」

「よくわかりましたね」

サラ先生はニコッと笑うと、人体図にシャッシャと線を引き始めた。

「みぞおちのあたりに水毒がたまってますね。それから肩の下のあたりに氣が滞っています。肝臓も少し疲れていますね。そして全体的に冷えてます。でも、このくらいだったら大丈夫ですから」

「そうなんですか?」

「ええ、ステージ4って聞いてたのでもっと大変な人が来るかなと思ってたんですけど、まだまだそれほどでもないですよ、よくなりますよ」

よくなる……僕が希求していた言葉だった。

「では、漢方薬を見てみましょう。どれが一番、今の刀根さんに合っているかを調べましょう。手のひらを上にして両手を机の上に出してください」

僕は言われるまま、両手を出した。

「今から手のひらに漢方薬を乗せていきます。そして氣が変わるのを見ていきます。自分でも感じてみてくださいね。まずはこれです」

一つずつ、左右の手のひらの上に漢方薬を乗せ、その都度、僕の氣をスキャンしていく。面白いことに、漢方薬を乗せるたび、身体が軽くなったり重くなったりするのがわかった。最終的に決まったのは「抑肝散《よくかんさん》加《か》陳皮《ちんぴ》半夏《はんげ》」と「苓甘姜味《りょうかんきょうみ》辛夏《しんげ》仁湯《にんとう》」だった。

「それから肺が乾いていますので、湯気を吸ってください」

「湯気をですか？」

「ええ、そうです。お茶とかお湯とかを飲むときに湯気が出ますよね。それを鼻からしっかりと吸い込んでください。それが一番いいです。それから顎《あご》が固く締まってますから、顎のマッサージをしてください」

「顎……ああ、僕はボクシングやってたんで……」反射的に顎を触った。

「ああ、やっぱり。いつも歯を食いしばってたでしょ。それはよくないですよ。いつも緊張していることになっちゃうから。ゆるめなきゃ。ちょっと揉んでみて」

顎を揉んでみると、痛い。触っただけで痛い。

「ほら、緊張のしすぎ。いくつかマッサージを教えますので、やってくださいね。とにかく顎も含め、身体をゆるめてください。毎日暖かいお湯に入ってください。まずはそこからです」

「わかりました」

翌月の予約を済ませ、クリニックを出て銀座の街を歩く。不思議な気分だった。世の中には知らないことがいっぱいある。体験しないとわからないことがたくさんある。

そう、治療は大学病院だけじゃない。他にも治る道は無限にあるんだ。絶対にそれを引き当てるんだ。よいといわれるものは全部試そう。どれが自分に効くかわからないんなら、やってみるしかない。そうやって一つずつ可能性を積み上げていけば、その先には必ず明るい未来があるに違いない。よし、やってやる、やってやるぞ。

僕は心の中でつぶやき、拳を握った。

7 絶望と治験

9月15日になった。

今日は掛川医師の2回目の診察の日。前回は僕ひとりだったが、今回は妻や姉と3人で都内の大学病院に向かった。妻には僕の病状をきちんと理解してほしかったし、姉は妙にカンが鋭いところがあり、イザというときに頼りになった。予約時刻を2時間以上大幅に過ぎた頃、やっと名前を呼ばれて診察室に入った。

「今日は今後の治療のお話をしたいと思います」掛川医師は相変わらず眉間にシワを寄せ、気難しそうに言った。

「その前に、今日は妻と姉も来ていますので、もう一度僕の病気についてお話をしていただいてもよろしいでしょうか」僕が切り出した。

「はい、かしこまりました」掛川医師はうなずくと、前回僕に話した内容を丁寧に妻と姉に向かって説明し始めた。

「手術はできないんでしょうか？　がんのあるところだけ取るとか……」姉が掛川医師に質問した。

「それはしないほうがいいでしょう。手術をすると体力が落ちます。今はその後の治療のために少しでも体力を維持しておくことが大事なのです。刀根さんの場合はリンパや骨にも転移していますから、手術をして患部を取っても、また別のところに腫瘍ができることが予想されます」

「そうなんですね」姉は納得したようだった。

「えー、刀根さんは残念ですが、４期ということになっていますので」

「抗がん剤しか治療の方法がないと言われましたが、本当にそうなんですか？　最新の治療法とかないんですか？」僕は聞いた。

「先日申し上げました通り、あれから刀根さんの遺伝子を調べさせていただきました。EGFRという遺伝子について調べましたが、えっと……、残念ながら陰性という結果が出ております」掛川医師は検査結果の書いてある紙を僕たち3人に見せた。そこにはよくわからない図とともにEGFR陰性という文字が書いてあった。

「従いまして、EGFRのほうに使える分子標的薬のイレッサは、刀根さんには使用することができません」

イレッサ、使えないのか……。僕はネットでイレッサという分子標的薬が肺がんに効くことを調べていた。有望なその選択肢が今、一つ消えた。

「えっと、もう一つのなんでしたっけ、Aなんとかというほうはどうだったのですか？」

「はい、えー、まずEGFRは肺腺がん患者の約4割が持っているといわれている遺伝子なのですが、残念ながら刀根さんは適合しませんでした。次に調べますALKという遺伝子は持っている人が非常に少なく、肺腺がん患者の4％しかいないと言われています。非常に珍しい遺伝子です。残念ですが可能性は少ないと思ってください」掛川医師は諦めたように、暗くつぶやいた。

「4％……」僕の心の中で声がした。4％じゃ無理だな、絶対に持ってない。

「ALKは調べるのにお時間がかかります。検査は海外に依頼します。あと2週間ほどかかると思ってください。ですのでその結果が出るのを待たずに、まずは治療の方針を決めたいのです」

　どうせ無駄だけど、と彼の目が語っているように僕には感じられた。

「2週間、というと10月の頭にはわかるのですか？」

「ええ、その予定です」

「じゃあ、今のところの予定はどういう感じなのですか？」

「はい、来週の中頃には入院していただいて治療を始めたいと考えております」

「中頃、というと22、23日頃ですか？　そんなにすぐなのですか？」

「はい、治療は早く始めたほうがいいと思います」

「このままだと、抗がん剤の治療になると言われましたが、抗がん剤って本当に効くのですか？」

「わかりません。やってみないとわかりません。肺がんは抗がん剤が効きにくい難しいがんなのです。お薬が効く可能性はおおよそ4割です」掛川医師は厳しい顔で言った。それは彼が今まで経験してきた過酷な治療を想像させるものだった。

「4割、というと6割は効かないということですか？」

「はい、残念ながらそうです。もし仮にお薬が効いたとしても、いずれ必ずがんが耐性を持ち、抗がん剤が効かなくなります。となると、次のお薬に変えていきます。そのお薬も効く確率は4割です」

「……」

掛川医師の話を聞いているうちに、目の前が暗くなってきた。抗がん剤が効く可能性が4割で、それが効かなくなって薬を変えても、次の薬も効く可能性は4割。ということは、つまりだ、いずれ近い将来、抗がん剤が効かなくなって死ぬか、抗がん剤の副作用で死ぬか、どっちかしかないってことじゃないか。

「仮に最初のお薬が5カ月効いたとして、次のお薬が2カ月、その次が3カ月……残念ながら、そうやって延命していくしかないのです」掛川医師は僕から目を離すと、ふーっとため息をついた。それはがんに対する無力感を表す敗北宣言のように、僕には感じられた。

全部足しても、1年にならないじゃんか。

「治らないのですか？」

「治りません」

掛川医師はうつむいたまま、きっぱりと言い切った。きっと彼の言っていることは本当だろう、彼の経験の範囲では。

「今のところ、刀根さんの治療で使う予定の抗がん剤はアリムタというものか、シスプラチンというものを考えています」

「シスプラチン！」

この抗がん剤の名前は知っていた。寺山先生の本にも出てきた薬だ。寺山先生の本によると髪は抜け、吐き気はすさまじく、身体は痩せ細っていく……そんな薬だった。いやだ、絶対にやりたくない。

「ただし、当院では製薬会社と協力して治験というものをやっております」

「治験……ですか？」

「はい、最新の治療なのですが、まだ保険診療が降りておりません。保険診療が降りるよう、たくさんのがん患者の皆様にこの治療に参加していただいて、実績を作っているのです。ご興味がありますか？」

「もちろんです」目の前に光が射し込んだ気がした。

「それでは、治験担当の医師に刀根さんのことを伝えますので、外の長椅子でお待ちください。治験の詳しいご説明はその医師から行ないます」

「あのー、セカンドオピニオンを取りたいと思っているのですが」

僕はやはりまだ自分が肺がんステージ4ということを受け入れることはできなかった。他の病院でもう一度きちんと診断を受けないと、納得できなかった。

「かしこまりました。それでは診療情報提供書を書きますので、どの病院に行くのか教えていただけますか？」

セカンドオピニオンを受ける際には病院からの依頼状が必要になる。そのときは担当医師が書類を書く決まりだった。

「はい、がん研有明病院と帯津三敬病院の2箇所を考えています。2通書いていただくことは可能ですか？」

「はい、かしこまりました。少しお時間がかかると思いますが、本日中に書きますので、外の長椅子でお待ちください」掛川医師はいやな顔一つせずに、淡々とそう言った。

診察室から出て長椅子に座ってしばらくすると名前が呼ばれた。先ほどとは違う診察室に別の医師が待っていた。

「刀根さんですね、こんにちは。緒方と申します」医師は明るく自己紹介をした。

「えー、私が担当する治験の話をさせていただく前に、もう一度刀根さんの現状を診させてください」緒方医師はそう言うと、ＰＣ画面に僕のＣＴ画像や頭部ＭＲＩの画像を映し出した。

「これ、肺ですね。ここに原発巣があります。これ自体はそれほど大きくありませんが、同じ左肺のリンパにも転移していますね」

緒方医師はまるで電気製品の使い方を説明する販売員のように、にこやかに説明を始めた。妻と姉の表情が固くなった。

「えー、さらにですね、この右胸の小さい白い点、これとか、これとか、これもかな、おそらくこちらも転移でしょう。今は小さくても、いずれ大きくなると思われます」

「でも、僕には見分けがつかないんですけど」

「ほら、白い点の周りには血管がないでしょ、だからこれもがん細胞ですよ」

「そうなんですか……」

妻が画面から目を背けた。

「で、これがあなたの頭部ＭＲＩです」

「掛川先生は頭には転移していないと言っていたのですが」

「いや、これとか、これなんかも先ほどと同じように、白い塊の周りに血管がありませんよね」

緒方医師は僕の頭蓋骨の中身が写った画像をボールペンで指差した。

「おそらくこれも転移でしょう。脳にも転移している可能性があります」

横で座っていてもわかるほど、妻が動揺しているのがわかった。

「はい、これ差し上げます」

緒方医師は僕の頭部ＭＲＩの画像をＡ４にデカデカと印刷して僕に渡した。

いらねえよ、そんなもん。

「で、私の勧めている治験はですね、免疫療法という最新の治療でして……」緒方医師は治験の方法とメリットをとうとうと語りだした。

「まだ保険診療は認められていませんが、治験に参加することで治療費は免除か減額になる可能性があります。それと、もちろん治療の効果も期待できると思います」

「そうなんですか」一瞬、光明が射した気がした。

「しかし、治験に参加しても、必ずしも免疫療法を受けられるとは限りません」

「どういうことですか？」

「治験では三つのグループに分かれます。まず免疫療法の治療をするグループ、二つ目は免疫療法と抗がん剤を併用するグループ、三つ目は通常の抗がん剤のみのグループです。どのグループになるかはわかりません。コンピューターでランダムに振り分けられます」

「じゃあ、必ずしも免疫療法の治療を受けられるわけではないんですね」

「ええ、そうです」

「うーん」

僕は腕を組んでうつむいた。すかさず緒方医師が言った。

「刀根さん、どうせあなたは通常の抗がん剤での治療なのですから、少しでも治療の可能性が上がる治験に参加されたほうがいいと思いますが、いかがですか？」

どうせ？　どうせって言った？

「ちょっと考えさせてください」

「わかりました。それでは、答えが出ましたら掛川医師へお伝えください。通常の医療であれば掛川医師が刀根さんの担当になりますが、もし治験を受けられるのであれば、私が刀根さんの担当をさせていただくことになります」

「わかりました」

診察室を出て長椅子に座ると、妻が肩を震わせて泣き始めた。姉が妻の肩をそっと抱いた。

くっそうー、僕の大事な人を泣かせやがって。〝どうせ〟って言ったな、〝どうせあなたは〟って言いやがったな。

コンピューターでランダムに振り分けるだと？　人の命をなんだと思ってるんだ。人を実験動物みたいに扱いやがって。あの医師にとって僕は一つの数字かもしれない。でも、僕の命は一つきりなんだ。そんなサイコロみたいなものに自分の運命を任せられるか！自分の運命は自分で切り開くんだ。僕の命は僕が決める。

自分の命がとてつもなく軽く扱われたような気がした。僕の存在は実験動物の一つとしてしか扱われていないように感じた。人間としての尊厳を踏みにじられたように感じた。こんな気持ちでは治験への参加などとても無理だった。僕は治験に参加しないことを決めた。

8　運気を上げろ

翌日の16日、掛川医師が作ってくれたセカンドオピニオンに必要な僕の画像データを妻が受け取りにいくことになり、妻を車で駅まで送った。改札へと向かう妻の後ろ姿を眺めながら車を発進させたときだった。

バリバリバリッ！

大きな音とともに、車が揺れた。

慌てて右側を見ると、なんと、別の車とぶつかっている。

しまった!! ぶつかった!!

相手の人も困惑した表情で車から降りてきた。

「すいません」

おそらく、状況から見て100％僕が悪い。

「いえ、でも、困りましたねー」相手の人がいたって穏やかで冷静だったことが救いだった。

駅前の交番からお巡りさんもやってきた。僕は急いで保険会社に連絡を入れ、事故の処理をお願いした。

そういえば、2016年は本当についていない年だった。

年明け、最初のボクシングジムの練習で選手のパンチを受け損なって指を骨折。

その2週間後には人生で2度目のぎっくり腰に。

さらにその3週間後には10年以上かかっていなかったインフルエンザに罹患してダウン。

3月には健康診断で不整脈が見つかり、9月に手術することに。

4月には自宅マンションの駐車場で、僕が妻と一緒に車に乗り込むとき突風が吹き、運転席と助手席の両方のドアが風にあおられて猛然と開き、左右に止まっていた車のドアを破損させてしまった。左右の車に被害を出したので、2事故扱い。

5月にはボクシングの試合で確実に「勝ったな」と思った試合が負けと判定され、超落ち込む。

8月にがんが見つかり、9月はそれがステージ4。

そして、今日の事故。今年で3件目の事故だ。今まで一度も事故なんて起こしたことがなかったのに。

このままでは今年、僕の命はもたないかもしれない。いや、この流れから行くと、多分年内に死ぬ……。

僕は自分が3カ月後に生きていることが想像できなかった。

9月17日から19日まで、予約をしていた自強法のワークショップに出かけた。このワークショップには妻も連れていくことにした。僕以上に妻が疲れているように感じたことと、少しでも一緒に何かを体験したかったからだ。

「おはようございます、今日は妻も連れてきました」

「おお、よくいらっしゃいました。さ、中に入ってください。その後、体調はどうですか？」

トキさんは静かに言った。

「体調は変わらず元気なのですが、ちょっといろいろあって疲れてます」

「そうですか、自強法は疲れも取れますから、なおさらいいですよ」

トキさんが自強法について説明をしてくれた。

「自強法のコツは、徹底的に力を抜いて、身体の持つ自然のリズムと動きに身を任せることです。身体は自らを治そうと、自然に動き始めます。自然治癒力として自動運動というものを行なうのです」

「自動運動ですか？」

「ええ、身体のゆがみ、傷や病気、そういったものを修正しようと本能が身体の動きを調整するのです。身体が動き始めたら、その動きを判断したり分析したりしないで、そのまま身を任せてください。それが自強法です」

トキさんの指導に従って、毛布を敷いた部屋に妻と2人で横になった。

しばらくすると身体が微妙に動き始めた。背骨を中心にゆらゆらと揺らいでいる。僕はその動きに身を任せた。しばらく動いていると、今度は首が回り始めた。ゆっくり右へ……次は左へ……。それが終わると太ももが貧乏ゆすりのようにゆさゆさと動き始める。いろいろな場所が次々にその部位独特のリズムと大きさで動いていった。

胸がゆっくりと動いていたときだった。へその下のほう、いわゆる丹田《たんでん》と言われている場所がビクビクと渦を巻いたように震え、それが頭まで登ってきた。

うわっ、なんだこれ。

それはその1回だけで終わったが、僕はその感覚が忘れられなかった。

「午前中はこのくらいにしましょう」

トキさんの言葉で午前のワークが終わった。気づくとあっという間に3時間以上経っていた。

「どうだった？」昼食を食べながら妻に聞くと、

「うん、寝ちゃった」妻ははにかむように笑った。

「いいんですよ、寝ても。身体は自らがそのとき一番要求していることを行ないますから。ゆっくり休息することも、とても大事なことなんです」

そうか、妻はパートで働きながら僕の野菜ジュースを作ったり、面倒くさい食事を料理したり、治療の心配をしたりして、本当に疲れていたんだな。僕は彼女の献身的な毎日に改めて感謝をした。

僕と妻はその日の午後も含め、19日まで丸3日間、この不思議なワークを行なった。身体がすっきりして、細胞自体のエネルギーレベルが上がった気がした。

「これは、やり方さえ体得すればお家でもできます。毎日でもやってください」トキさんはにこやかに言った。

　最終日、全てのワークが終わってお茶を飲んでいるときだった。世間話をしているうちにトキさんが不思議なことを語り出した。

「奇門遁甲《きもんとんこう》ってご存知ですか？」

「ええ、確か三国志で諸葛孔明《しょかつこうめい》がやってたやつですよね」

「そうです。実はあれ、私もできるんです」

「えっ？　トキさん、できるんですか？　というか、そんな簡単にできるものなんですか？」

「ええ、まあ簡単ではないですが、不思議なご縁で私も先生に習いましてね」トキさんはニヤリと笑った。それは今までの自強法の指導者ではなく、怪しい世界への案内人のようだった。

「奇門遁甲とは、ある計算に基づいて算出された方位に基づく、占術なのです」

「つまり、どういうことなのですか？」

「具体的な願いがありますよね、その願いを祈願した木の杭を、決められた日時に決められた方角に打ち込むという儀式なのですよ」

「木の杭を打ち込む……」とても不思議な感じがした。

「今までも不思議なことがたくさん起こりました。つぶれそうな会社がいきなり融資を受けられたり、受かるはずもない大学に補欠で受かってしまったり。そうですね、そういうことが起こる確率は、私の経験だとおおよそ……7割」トキさんがにやりと笑った。

7割……抗がん剤よりよっぽど確率が高いじゃないか。

「がんにも効きますかね？」僕は即座に聞いた。

「がんですか？　うーん、それは今までやったことがないですね。今までは経営とか受験とか、そういう分野ばっかりで……。一つ言えることは、その人の運気を大幅に上げる可能性がある、ということです」

「運気……」

そう言えば今年の運気は最悪だ。指の骨折から始まって3日前にも車をぶつけたばっかりだ。もしかして、これやったほうがいいのかも。

「運気が上がりますかね？」

「そうですね……」

トキさんは何やら薄汚れた小冊子を引き出しから引っぱり出して、ペラペラとめくり始めた。そしてカレンダーとつき合わせて計算を始めた。しばらくすると振り向いてこう言った。

「ちょうど来月に運気が来ますね。いろいろなエネルギーがありますが、来月は地遁《ちとん》がありますね」

「できるんですね」

「ええ、まあ」

「じゃあ、お願いします。僕は今年はホントについてなくて、このままだと年内に死にそうな気がするんです。どうにかして運気を上げたいと思ってたんです」

「そうなんですか、わかりました。では、やりましょう」トキさんはうなずいた。

奇門遁甲は11日後、10月1日に決行することになった。

よし、これで運気を上げてがんも消してやるぞ！　僕は心の中でガッツポーズをした。

9　死神

どうやったらがんを消せるのか？

あの日以来、僕の頭の中にはいつもこの叫び声が鳴り響いていた。僕は調べた。徹底的に調べた。ネットを検索し、本を読み……そして、できることを実行し始めた。そう、まさに背後は底なしの断崖絶壁なのだ。このまま何もしないで病院任せなんて絶対にできなかった。

まずは野菜ジュース、がん患者の必須アイテムだ。キャベツやにんじん、ブロッコリーやりんごなど季節の野菜をミキサーにぶち込み、ドロドロにしたものを1リットル以上、毎朝必ず飲む。野菜はフィトケミカルという栄養素の高いものを選んで食べることにした。

キノコから抽出されたサプリ。ひと昔前はアガリクスが有名だったが、今はもっといいものがあるらしい。僕は冬虫夏草がブレンドされたものを選んだ。価格が高いが、どうこう言っていられない。

ビタミンC。キノコのサプリと併用して胃がんを1カ月で消したと聞いた。即実施。このビタミンCは途中から飲むビタミンC点滴と言われているアメリカ製のものにバージョンアップした。服用するタイミングも朝起きてすぐ、昼間、寝る前と3回に分けて空腹時に服用するようにして分量も工夫をした。

身体に入れる水は大切だ。古代の地層から採取された〝古代水〟をネットで購入。毎日の水分はこれで摂ろう。陶板浴で買った抗酸化処理をしてあるブルーボトルに「ありがとう」「大好き」などの文字を書いて水を入れ替えて飲むことにした。言霊《ことだま》の力は侮《あなど》れない。陶板浴で、ノニジュースで胃がんステージ3から寛解《かんかい》した人に出会った。ノニジュースも定期購入することにした。

マクロファージを強化するLPSというサプリを見つけた。フコイダンというサプリと一緒に飲むことにした。

ご飯は玄米に。家族は白米なので僕専用の炊飯器を購入した。玄米に小豆を入れ数日寝かせることで酵素玄米になった。これを毎日食べる。

身体によい良質の油、オメガ3を積極的に摂るために亜麻仁油《あまにゆ》を毎日小スプーン1杯、食事に混ぜて摂取するようにした。

がんを消したというハーブティーを見つけた。「ジェイソン・ウィンターズ・ティー」という名前のお茶で、ジェイソン・ウィンターという人が自分のがんを治すためにハーブを独自ブレンドしたものだ。彼自身もこれを飲んでがんを消したと言われている。もちろん、即購入して実行。

トキさんからもらったミネラルも毎日飲んだ。このミネラルは特殊な地層から採取したもので、トキさんの説明によるとかなりの治療効果があるらしい。

砂糖やコーヒーなど嗜好品は一切禁止。もちろんケーキや清涼飲料水などもってのほか。僕は甘党だっただけに残念だったが、そんなことを言ってはいられない。身体に入れる食品は常に成分表示を確認し、果糖やブドウ糖などが少しでも入っていたら絶対に口にしない。小麦粉もやめた。したがってパンや麺類も一切食べなくなった。もちろん着色料や添加物の入っている食品も絶対に食べない。

肉類もいっさいやめた。動物性タンパク質、牛乳や卵、ヨーグルトもいっさい口にしない。代わりに良質なソイプロテインでたんぱく質不足を補う。

がんを消すためには味などにこだわっていられなかった。食事は味気ないものになり、単なる栄養補給以外の何ものでもなかった。

あれから陶板浴は毎日朝晩2回必ず通っていた。毎日2回ずつ時間いっぱい入っていたら、受付の方から注意されてしまった。

「刀根さん、毎回制限時間を全部使っていらっしゃいますよね。これ、実はよくないんですよ。身体が疲れてしまうと、免疫力が逆に下がってしまいます。がんを熱で消すのではなく、身体を温めて、免疫力を上げるために陶板浴はあるのですよ」

それ以降、1回25分程度にした。

漢方のサラ先生から処方されていた漢方薬はもちろん毎日服用し、そのとき教えてもらった湯気を吸うことや顎のマッサージも毎日続けていた。湯気を吸うことは、後に高性能の加湿器設置に進化した。

他にもカラーブリージングを始めた。色の呼吸だ。金色とかピンク色とかをイメージして肺に吸い込み、その色が浸み込んで肺を癒していくイメージをする。すると不思議なことに呼吸が軽くなるように感じた。これも日課になった。

先日習った自強法も毎日気づいたときに20～30分時間を取ってやるようにしていた。そのときトキさんに教わった氣を高める体操も日課になった。対策アイテムが一つでも増えることが心強かった。

そして毎朝、必ず体温を測るようになった。がんは低体温を好む。35℃台が一番よくないそうだ。測りはじめたとき僕の体温は36・1℃だった。どうにかしてこれを36・7℃くらいまでもっていきたい。

毎日の陶板浴のほかに毎日湯船に浸かることにした。お湯の温度は約40℃に設定し、時計を持ち込んで20分お湯に浸かる。すると身体の中にヒートショック・プロテインという特殊なたんぱく質が合成されるらしい。このヒートショック・プロテインが免疫力を大幅にアップしてがん細胞を退治してくれるのだ。湯船の中でも血行をよくするために念入りに全身を揉みほぐした。

湯船で全身をほぐしながら「僕は治る、僕は治る」「僕の免疫力は最強だ、僕の免疫力は最強だ」と呪文のように繰り返した。言霊のパワーで自分に暗示をかける。毎日20分は唱え続けた。

揉むということで言えば、〝爪もみ〟も始めた。爪の根っこのところにツボがあり、身体の免疫力を上げると言われている。本で読んだその日から即実行。

腹式呼吸も始めた。横隔膜を動かして内臓に刺激を与える。とにかく固まった身体を柔らかくする。

日光浴も始めた。天気がよい日は必ず20～30分は太陽の光を浴びることにした。

毎日午後10時には布団に入ることにした。睡眠中に免疫細胞が活性化すると本で読んだからだ。早めに寝ることで、免疫細胞が活性化している時間を延ばすのだ。長年の仕事とジムで疲労が蓄積していたのか、毎日10時間以上眠ることができたことには自分でも驚いた。

ふとしたときに気分が落ち込むので、CDレンタル店からサンバを借りてきてiPodに入れて聴くようにした。サンバのリズムで気分を上げろ。とにかく落ち込んでなんていられない。

「ありがとう」と10万回言ったらがんが消えたという本を読んだ。よし「ありがとう」を言いまくるぞ。心の中で「ありがとう」を呪文のように繰り返す。

『ホ・オポノポノ』というハワイのヒーリングの本を読んだ。そこに書いてあったセルフクリアリングの言葉「ありがとう・ごめんなさい・許してください・愛してます」を心の中でつぶやく。

アロマディフューザーを購入して、部屋の中をアロマの心地よい香りで満たす。

毎日がんのことばかり考え、そしてその対策で1日があっという間に過ぎていく。がんに追い詰められ、必死にあがき続ける毎日が始まった。気持ちのゆとりは全くなく、常に何かに追いかけられている。

追いかけてくるのは、そう、死だ。真っ黒な死神が振り返ると背後で不気味に笑っている。

「無駄なあがきはやめろ。お前は〝どうせ〟もうすぐ死ぬんだ」

「うるさい、僕は絶対に生き残ってやる」

「ははは。無理だな。お前は肺がんのステージ4なんだぞ。生き残れるはずがない。掛川も言ってただろ。そうだな、もってあと数カ月だな。自分でもわかっているんだろう？」

「黙れ！　僕は今まで自分の力でなんでもやってきた。今回だって切り抜けてやる。絶対に切り抜けてみせる」

「本気で言ってるのか？　がんに逆らうことなんてできないぜ」

「やかましい！」

「無理だよ、無理、お前には無理だよ。お前はガリガリに痩せ細ってミイラみたいになって死んでいくんだ」

一瞬、ガリガリで真っ青になった自分の顔が脳裏をよぎる。振り払うように頭を振った。

「いや、そうはならない。僕はがんを消してみせる！」

「ほーっ、じゃあやってみろ。どうせお前は死ぬんだ。最後まであがいてみろ」

「見てろよ！　絶対にがんを消してお前をぎゃふんと言わせてやるからな」

「楽しみにしてるよ。せいぜいあがけ、ははは」

死神はいつも自信たっぷりに僕の前に現れ、そして消えていった。

くっそうー！　とにかく、やれることは全てやるんだ。できることは全部やるんだ。手を抜いたり、後回しになんてできない。絶対にがんを消すんだ。生き残ってやるんだ。ポジティブだ。意識をポジティブに集中するんだ。いったんネガティブに意識を持っていったら、あっという間に死神に引きずり込まれてしまう。24時間、常にポジティブを保ち続けるんだ。

だが悲しいかな、僕は死神の言う通り3カ月後にも生きていることが想像できなかった。1カ月後ならなんとなく想像はできた。2カ月先は霞《かすみ》がかかったようにぼやけてくる。3カ月後になると、自分が生きてこの世に存在していることすら想像できなかった。

まだ9月。果たして生きて新年を迎えられるのだろうか？　ヤツの言う通りになってしまうんじゃないだろうか？　来年の正月なんて全く想像できなかった。

ふとしたときに襲ってくるこの感覚は、恐怖以外の何物でもなかった。しかし僕は即座にそれを打ち消すように拳を握った。

「大丈夫、僕は絶対に生き残る」

10　セカンドオピニオン

りんかい線国際展示場駅から数分歩くと、立派で近代的な建物が目に入ってくる。ここががん治療の国内トップの一つ、がん研有明病院だ。9月下旬、僕は妻と姉とともにセカンドオピニオンに出かけた。

受付を済ませると、呼び出しベルのようなものを渡された。このベルが鳴ったら診察室の前に行けばいいらしい。それまでは院内でコーヒーを飲んでてもぶらぶらしていても構わないのだとか。

病院のロビーは天井も高く、シックな色合いでまとめられたデザインはまるで高級ホテルのようだった。ただ、高級ホテルとは違いラッシュ時の新宿駅のホームのように、多くの人が雑多にあわただしく行き交っていた。そして、どの人の顔も凍りついたように緊張し、笑顔はなかった。

「すごい人だね」妻が感心したようにつぶやく。

「駅のラッシュみたいだね」一緒に来た姉もキョロキョロと周りを見渡した。

「でも、この人たち、みんながんなんだよね。がん患者か、その家族……」

膨大な人の渦に揉まれながら、自分もその1人になってしまったことを痛感した。

ロビーをぶらぶらしているとブザーが鳴ったので、指定された診察室前の長椅子に移動した。前の人の時間がかかっているのだろうか、予定時刻を30分過ぎた頃にやっと僕の番になった。

がん研有明病院のドクターは呼吸器内科長をやっている有名な先生で、僕もネットで何度か名前を目にしたことがあった。ドクターは掛川医師からの診療情報提供書に目を通し、僕のCTやペット画像の入ったCD－ROMから画像を引き出した。

僕はセカンドオピニオンで確認したい点が三つあった。一つは本当にステージ4なのかということ。二つ目は抗がん剤以外の治療法にはどんなものがあるのか？　三つ目は普段の生活で注意すること。

「先生、僕は本当にステージ4なのでしょうか？　このペット画像で光っている場所は以前ボクシングでヒビが入ったところのような気がするんです。だから骨は違うんじゃないかと思うんですけど」

僕は一縷《いちる》の希望を込めてドクターに問いかけた。そうです、これはヒビですね。ステージ4は間違いでした、そう言ってほしかった。

ドクターは僕の言葉を確認するようにペット画像が映った画面に顔を近づけてしげしげと眺めて言った。

「いえ、残念ですがこれは転移やと思いますよ。ステージは4で間違いないでしょう」少し関西弁の混じったトーンは柔らかいが、内容は酷だ。

「診療情報提供書も読ませていただきましたが、ウチで診断しても同じやと思います」

「そうなんですか……」一つ目の希望が潰《つい》えた。

「あの……僕は抗がん剤の治療に気が進まないのですが、抗がん剤以外の治療はどんなものがあるのですか？」

「代替医療のことですか？」

「ええ、まあそういうものも含めて、です」

ドクターは少し強い口調に変わった。

「そもそもちゃんとした治療効果があるなら保険診療が降りるはずですよ。それが降りないということは、効かない、あるいは効いたというちゃんとした実績、エビデンスがないからとちゃいますか？」

「そうなんですか？」

「ええ、そうです。保険診療が降りているということは、厳しい検査や治験を経て、この治療は効果があると国から認定されているからですよ。抗がん剤だってそうです。だから保険が降りているのでしょう？　逆にそれ以外のものをやるのは危険ですよ。効かないと思ったほうがいいです」ドクターの意見ははっきりしていた。

「普段の生活で意識することとかあるのでしょうか？　漢方薬とか食生活とか、栄養素のサプリとか……」

「それも同じです。私はあんまり意味はないと思ってます。まあやりたいならやったほうがいいという程度でしょうね」

「まあウチでやったとしても治療方針は同じですね、アリムタかシスプラチン。違うとすると治験かな。ウチに来ればウチの治験を受けられますんで、転院してもいいですよ。あなたが今かかっている病院とはよく知った仲ですんで」

がん研有明病院のドクターの話は僕の期待に応えるものではなかった。もちろん治験などやる気はなかった。

数日後、二つ目のセカンドオピニオンを受けに行った。帯津三敬病院といって、院長の帯津良一先生は西洋医療のみならず、気功などの代替医療をがん治療に取り入れていることで有名な医師だった。僕はそこに希望をかけた。

待合スペースでしばらく待った後、帯津先生の診察室に呼ばれた。帯津先生は写真で見た感じと違って、小柄でかわいらしいおじいちゃんといった感じの人だった。

「こちらの病院で治療を受けることはできるのでしょうか？」僕はできればこの病院に転院したいと思っていた。病気に対する考え方が僕に近いと思っていたからだ。帯津先生は残念そうに首を振ると、言った。

「いやぁ、ウチの病院には呼吸器科はないんですよ」

「え？」

「そうなんです。肺は診てないんです」

「そうなんですか！」まいった……あてが外れた。

「じゃあ、先生が信頼できる病院をご紹介していただくことはできますか？」

「あなたが今通っている病院で治療したほうがいいと思いますよ」

「いやでも、僕は抗がん剤はやりたくないのです」

「でもね、使える武器は全部使ったほうがいいと思いますよ。抗がん剤も1クールぐらいやってみて、それでいやなら止めればいいし」

「そうなんですかね」

「ええ、全ての方法を試したほうがいいと思います」

「うーん」

帯津先生のところでは僕が肺がんステージ4なのかはわからなかった。もちろん今後の治療のこともわからなかった。ただ最後に帯津先生はこう言った。

「最終的には、自分の信じたやり方でやりなさい」


セカンドオピニオンでは結局新しい情報は何も得られなかった。この結果をもって今後の方針を決めなければならなかった。

道は三つあった。一つ目は諦めて抗がん剤の治療を受ける道。この道だと、どこで治療を受けるかという分かれ道につながる。がん研有明か、今の大学病院か。

二つ目は抗がん剤をやらないという道。そのときはどこでどんな治療をするのかを調べて選択しなければならない。まだまだわからないことだらけの道。

三つ目は抗がん剤をやりながら代替医療もやるという道。がん研有明を含め基本的には代替医療は認められていないから、病院には内緒でやるしかない。その代替医療もこれから調べなければならない。

さて、どの道を選ぶか、それが問題だ。

代替医療を選びたいのはやまやまだけれど、まだまだ情報が少なかった。情報がなければ調べるしかない。

僕は代替医療のドクターたちの書いた本を読みまくった。どの書籍にも奇跡的な回復をした実例が載っていた。それを読むとどれも効きそうな感じがする。どの治療も自分のがんを消してくれそうに感じる。でも、本当なのだろうか？　これはやっぱり直接話を聞いてみなければ。ドクターはどんな人物か、実際に会ってみなくては。

11　奇門遁甲

あっという間に10月になった。

がん宣告を受けて１カ月。胸の真ん中が時々重くなったり、咳が出ることもあるけど、まだ生きている。

今日は運気を大幅に上げる奇門遁甲の日だ。今日で今までの悪い流れを断ち切るんだ。僕は心の中でつぶやくと早朝の電車に乗り、トキさんの事務所で合流した。

事務所ではトキさんがヒノキの原木から杭を削り出していた。見せてもらうと、その杭に何やら墨で文字が書いてあった。僕の名前と健康祈願という文字だけ判別できた。この杭を打ち込むための金槌《かなづち》、打ち込む場所を確認するための金属棒、打ち込む場所に撒くお神酒《みき》とお米とお塩が準備されていた。

2人で電車に乗り込み立川で下車。ここでレンタカーを借りてひたすら西を目指す計画だ。今日の10月1日の方位は西なのだそうだ。僕が住んでいる場所から距離が遠ければ遠いほど、効果が出やすいという。

立川では調べておいたニッサンレンタカーの場所を地図アプリで探した。僕は普段トヨタ車に乗っているので、今日は日産車に乗りたかった。しかし、事前に調べていた場所にお店が見当たらない。おかしいな？　ウロウロと立川の町を歩き回った。少し歩き疲れてきた頃だった。目の前にニッポンレンタカーが現れた。僕たちは目を合わせた。ま、いいかニッポンでも……。結局ニッポンレンタカーでスズキ車を借りることになった。スズキ車は軽快なエンジン音を響かせ、僕たち2人を乗せて高速道路に入った。

「このまま山梨まで行こう」トキさんが言った。

山梨で高速を降り、そしてさらにひたすら西へ西へと走っていく。車窓を流れる景色はだんだんと木々が生い茂る山道になってきた。

「いいね、人がいないほうが打ちやすいから」トキさんが言った。

「まあ、変わったことをするから、誰かに見られないほうがいいんだよね。別に悪いものじゃないけれど、あとで興味本位で掘り返されたら効果がなくなっちゃうし」

「確かにそうですね。何を埋めたんだろうって思う人がいるかもしれないですしね」

「だからなるべく人のいない、山奥とか川っぺりとか、そういう場所を探すんですよ」

道はどんどん緑が濃くなっていく。しかし、ところどころに軽トラックが止まっていたり、山奥なのに人が歩いていたりする。よさそうな場所を見つけても、土のすぐ下が固い岩盤だったりしてなかなかよい場所が見つからない。

スズキ車は僕らを乗せて山道を走っていく。高速を降りてもう3時間が経っていた。だんだんと日が傾いてくる。

「なかなかいい場所が見つからないねー」トキさんも少し焦ってきたようだった。

「おっ、あそこはどうかな?」トキさんが指差した。そこは山道から上に石の階段が続いていて、その先には神社がありそうだった。

「ちょっと見てみます」トキさんは車を降りると階段を登っていった。

誰もいない静かな山道と、上に続く石の階段。不思議な静けさに満ちた場所だった。しばらくしてトキさんが降りてきた。

「とてもいい場所です。土も柔らかい。ここにしましょう」

僕は金槌やお神酒などが入ったリュックを担ぐと、石の階段を登り始めた。この土地に古くから祭られている神社なのだろう、歴史を感じさせる石のすり減り具合だった。

階段を登ると、広い空間の向こう側に古い神社が現れた。神社の手前には直径1メートルはあろうかと思われる立派な巨木がそびえ立っていた。

「立派な木だねー」トキさんはまるで懐かしい友人と出会ったかのように目を細めた。

「この木がこの場所を守っているんだね。これ、ご神木《しんぼく》だよ」トキさんは愛《いと》しそうに木を撫でた。

「どこに打ちましょうか？」

「うん、神社の裏側が結構空いていてね、土も柔らかくていい感じなんだ」トキさんは僕を案内するように神社の裏手に回った。

「ここらへんがいいかな？」

「その前に、お清めをしよう」トキさんが言った。

僕はリュックからお神酒とお米とお塩を出して、杭を打つ場所にそれぞれ撒いた。お清めが終わり、僕はリュックから木の杭を出すと地面に立てた。

「あ、向きに注意してね」

「向きですか？」

「うん、自分の名前は外側に向けるように」僕はトキさんの注意に従って杭の向きを変えた。

杭を地面に立て、杭の上にタオルを当てて金槌で叩く。

コーン、コーン、コーン。

誰もいない森の神社、静謐《せいひつ》な氣に包まれたこの場所に、気持ちのよい乾いた音が響く。

コーン、コーン、コーン。

地面はふわふわで柔らかく、あっという間に木の杭は土の中に吸い込まれていった。

「よろしくお願いします」

僕は打ち込んだ場所で手を合わせた。

どうか運気が上がりますように。

このとき僕は、この一連の出来事がその後の奇跡的なつながりの発端になることなど、知る由もなかった。

12　情報を集めろ

10月3日、セカンドオピニオンの結果を報告するために掛川医師に会った。掛川医師はがん研有明病院と帯津三敬病院からの返事に目を通すと言った。

「で、刀根さんはどうしますか？　当院で治療を続けられますか？」

「もう少し考えさせてください。あといくつか病院を回りたいのですが、また診療情報提供書を書いていただくことはできますか？」

「かしこまりました」掛川医師はいやな顔もせず、うなずいた。

「2通、お願いします」

今度は代替医療を行なっているクリニックに行くつもりだった。その一つの候補は、僕が今の食事の参考にしている本を書いたドクターが診ている病院で、彼はたくさん書籍を書いている有名なドクターだった。そのドクターのいるクリニックにかかるには診療情報提供書が必要、とホームページに書いてあった。

「えー、刀根さんは千葉県にお住まいですよね」

「はい、そうですが」

「もしよろしければ、がんセンターの柏病院をご紹介することもできますよ。ここよりは柏のほうが近いでしょう？」眉間にシワを寄せたまま、掛川医師は言った。

「ありがとうございます。そうなったときに考えてみます」

掛川医師はきっと誠実でいい人なんだろうな、僕はそう思った。彼が醸し出している無力感のようなオーラは、彼の誠実さの裏返しのように感じた。誠実な人だからこそ患者を助けようと一生懸命に努力を繰り返したが、全て跳ね返された。がんに勝つことはできない。学習された無力感。彼の無言のオーラはそう語っているように、僕には感じられた。

「次回の予約は僕のほうから連絡させていただきます」僕は言った。

「はい、かしこまりました。納得のいくまでお調べください。ただし、なるべく早く治療は始めたほうがいいと思います」掛川医師は渋い顔をしながらも、うなずいた。


とにかく情報だ。代替医療のクリニックを回って情報を集めるんだ。

僕は本を書いた医師や生還者の体験談に出てくるクリニックにアポイントをとりまくり、たくさんのドクターたちに会いに行った。

「コロイドヨード」という特殊な薬剤を使っているクリニックのドクターは医師というより天才科学者みたいな感じで、気さくで親切に話を聞いてくれ、自分の治療を説明してくれた。

「やってみなければわからないけど、もし効くとしたら、3カ月くらいかな？」

「3カ月って？」

「うん、あなたのがんならそのくらいで消えるよ」

「本当ですか！」

もしそうなら年明けにはがんが消えていることになる。

「検討します！」僕はクリニックから興奮気味に出た。「これはいけるかも！」と期待はふくらんだ。帰りに喫茶店で同行した姉に意見を聞いてみた。

「どうかな、僕は、いけると思うんだけど！」

彼女は渋い顔で言った。

「うーん、効く人には効くと思うけど、あなたには効かないと思う」

がーん！

姉は医療関係者じゃないし、ましてやがん治療の専門家でもない。でも、子どもの頃から妙にカンが鋭く、肝心なときにその直感が外れたことはほとんどなかった。

「うむ……」これは姉の言うことを受け入れよう。がっかりだ。

「オーソモレキュラー」という栄養療法でがん治療をしているクリニックのドクターには、掛川医師が書いてくれた診療情報提供書を持っていき、書類を読んでもらってから話を聞いた。

ドクターは医師というより、やり手のビジネスマンといった雰囲気の人だった。

「がん細胞の栄養源は、唯一ブドウ糖なのです。だから、ブドウ糖を身体に入れない。これ、単純なことなのですよ」

ドクターは大学の講義のように理路整然と解説を始めた。

「食べ物は身体の中で様々な栄養素に分解されます。だから身体の中でブドウ糖に変換されるものを極力減らしていくのです」

「砂糖を摂らないということですか？」

「ええ、もちろん砂糖は厳禁です。他にも糖質の食べ物、お米とか小麦粉、パンや麺類とかも摂りません」

「玄米もですか？」自分が毎日食べている酵素玄米を思い出した。

「ええ、そうです。玄米も糖質ですからね。他にもりんごやバナナ、にんじんも糖質が高いので、一切摂りません。あ、イモ類もです」

「じゃあ、食べるものがなくなっちゃいます」

「代わりにお肉を食べるのです。動物性のたんぱく質を摂ることで、栄養を摂るんですよ」

「お肉、ですか？　いや、でも、どんながんの食事の本でも肉は止めろって書いてあるんですが」

「考え方が違うんですよ。それは古いですね。これからはこちらの考え方が主流になると思いますよ」

「うむ……」

「刀根さんはボクシングをやられていたのですよね」

「ええ、まあ」

「じゃあ、全然楽ですよ。ボクサーの食事よりこっちの食事法のほうが全然楽だと思います」

「そうなんですか……でも、ゲルソン療法がありますよね。あれって結構実績がありますが、それはどう考えたらいいのですか？」

ゲルソン療法とは、マックス・ゲルソンというドイツ人の医者が考え出した野菜と果物中心の食事療法で、ヨーロッパやアメリカを始め、かなりの歴史と実績を誇っていて、どの食事療法もゲルソンの考え方がベースとなっていた。もちろん肉食は厳禁だった。

「ゲルソン療法は野菜中心なので普段の食生活に比べてかなりの低糖になります。肉を食べるとか食べないとかそういったことではなく、全体に糖質が制限されるのでがんに効果があるんだと思います。ゲルソン療法をもっと科学的に効率よくしたものが栄養療法だと思ってください」

「そうなんですか……」

「それと当院では食事指導と高濃度ビタミンC点滴を併用して行なっています。ビタミンCはその組成が糖と似ているため、がん細胞が糖と間違って細胞内に取り込むのです。するとビタミンCが酸化をして過酸化水素を発生し、がん細胞が破壊されていくのです。ですから栄養療法でがん細胞を飢餓状態にして、ビタミンCを吸収しやすい状態にするのです」

「なるほど……」理にかなっている。

「今日、血液検査をしていきますか？」ドクターが聞いた。血液検査をするということは、このクリニックで治療を開始することだった。

「ありがとうございます。今日のところはちょっと考えさせてください」僕はそう挨拶をすると、クリニックを後にした。今まで信じてやってきた食事法の全く正反対の理論だった。いったい何を信じたらいいんだろう？

次は温熱療法のクリニックを訪ねた。お湯の入った特殊なカプセルに入り、体内の深部温度を測りながら身体に負担をかけないように体温を上げていく。身体を温めることでヒートショックプロテインという特殊なたんぱく質を血液中に作り出す。このヒートショックプロテインが免疫力を引き上げ、がん細胞をやっつけるのだ。

ドクターは温熱療法の仕組みと事例をじっくりと説明してくれた。このクリニックでは血液検査もやっていて、腫瘍マーカーの測定もできるらしい。また栄養療法のクリニックで聞いた高濃度ビタミンC点滴も温熱療法と併用しているとのこと。体温を上げ、血行がよくなった状態で高濃度ビタミンC点滴を行なうと、より効率的にがん細胞を破壊することができるのだそうだ。うむ、これも捨てがたい……。

僕が億万長者だったら訪ねたクリニックの治療を全部並行してやりたかったが、そうもいかなかった。お金には限りがあるし、ステージ4という状態では持ち時間にも限りがあった。どれかに決めなければならない。

掛川医師に書いてもらったもう1通の診療情報提供書を持参し、食事療法で有名なドクターがいるクリニックに行くと、あいにくお休みの日だったので、郵便ポストに手紙を添えて投函し、後日電話をかけた。

「先日ポストに診療情報提供書を投函した刀根と申しますが……」少し心配しながら話し出すと、すぐさま「ああ、ちゃんと受け取っていますよ、ご安心ください。私は当院の看護師です」と親切な女性の声が返って来た。

「書類はドクターにお渡ししてあります。その前に、別の担当医師からご連絡が入ると思います。当院の決まりでして、診察の前にペット検査を受けていただくことになります」

「ペット検査ですか……」

「はい、当院では4カ月ごとにペット検査を受けていただくことで、経過観察を行なう仕組みになっているんです」

前回、大学病院でもペット検査は受けていた。ペット検査とは、放射能を被爆《ひばく》させた特殊な糖を身体に点滴で注入する。するとがん細胞は糖が大好物だから糖を体内に取り込む。タイミングを見計らってCTで全身を撮影すると、放射能に被爆した糖質を取り込んだがん細胞が淡く緑色に光って見えるのだ。

検査が終わったとき、担当のドクターがこう言った。

「今日は身体から放射能が出ていますから、小さなお子様のそばには寄らないでください」

は？　何それ？　そんな話聞いてないよ。

その話を聞いたせいか、帰り道、頭がくらくらした。家に帰ってガイガーカウンターで自分の身体の放射線を測定して驚いた。

9・99μシーベルト／h……機械の測定限界を振り切っていた。

まずい、がんなのにこんなに放射線浴びて大丈夫なのかよ。しかも体内に残ってるし……。早速2リットルのミネラルウォーターを持って熱めの湯船に浸かり、水を飲んでは汗をかいて放射能を排出した。身体の水分を約2リットル入れ替えてから放射線を測定すると3分の1くらいに減っていた。結局、放射線量を感知しなくなるまで1日半くらい時間がかかった。

またあれをやるのかよ。

「わかりました」

気が進まなかったが、あれをしなければ診察を受けられないのならば仕方がない。

「数日中に別の担当医師から電話が入ると思いますので、そのときに検査の日時を決めてくださいね」

数日後、言われていた通り、男性の声で電話がかかってきた。

「ペット検査の日時を決めます。来週の木曜日は来れますか？」

「いや、ちょっと仕事が入っていまして……」

「じゃあ、次の火曜日は？」何か尋問されているみたいだ。

「あいにくその日もふさがっていまして……」

「それじゃ、いつ来れるんですか？　診察が遅れるだけですよ」男性は冷たく突き放すような声で言った。

「あのー、そんなにペット検査をしなくちゃいけないんですか？　先月に大学病院でもペットをやったので、そのデータを見ていただくことはできないんですか？　短い間にそんなに何度もやりたくないいんですよ。放射能とかいろいろありますし」

「それはできません。当院の決まりでそうなってますから。ペット検査をしなければ、診察は受けられません」男性は腹を立てたように言った。僕も腹が立ってきた。患者は僕なんだぞ、なんだその言い方は。

「もう一度考えてから、お電話します」そう言うと、相手の言葉も聞かずに電話を切った。

僕は決めた。ここの診察はやめだ。あの有名なドクターの診察は受けたかったけど、他のドクターがこんな感じだったら最悪だ。こんな気分の悪いところに行ったらがんが悪化する。翌日、断りの電話を入れた。

数日後、ボクシングの教え子、大平選手が僕を訪ねてやってきた。

「刀根さん、この本を読んでください」

それはがん治療で有名な近藤誠さんの著書だった。僕も読みたいと思っていたところだった。

「刀根さん、絶対に治ってください。僕、信じてますから！」大平選手は目に熱いものを浮かべて握手をして帰って行った。

早速、近藤誠さんの著書を読んでみる。概ね僕の考え方と同じだった。しかし肝心なところが違った。著書ではがんもどきは治ると書いてあった。現代はがんもどきをがんと診断して薬づけにして逆に身体を壊してしまっている。だからもっとやさしい治療をすれば治るんだ。そう、それは僕もそう思っていた。しかし、著書ではがんもどきではなく本物のがん、進行性のがんは残念ながら治らない、やりようがない、と。だから本物のがんになったら静かに余生を過ごして残りの時間を楽しんでください、と。

なんだよ!

僕は進行性の本物のがんだった。静かに余生を過ごす? 残りの時間を楽しむ? そんなことできないし、やるつもりもない。座して死を待つわけにはいかない。これは納得できるものなんかじゃない。それ以降、近藤誠さんの著書は読んでいない。

13 スマイル・ワークショップ

「こんにちは、よくいらっしゃいました!」

10月4日から3日間、秩父で開催されているスマイル・ワークショップに出かけた。日本のがんサバイバーの元祖、寺山心一翁さんの主催する宿泊ワークショップだ。

初めて会う寺山先生は思ったより小柄な老人だった。年齢は82歳とのことだったが、肌はつやつやと輝き、元気で陽気なオーラをまるで太陽のように放射していた。頭はつるつるだが、白雪姫に出てくる森の小人みたいな立派で白いあごヒゲをはやしていた。

「刀根さん、お会いできて嬉しいです！」

寺山先生は顔じゅう笑顔みたいな満面の笑みで、僕の手を強く握った。信じられないほど握力が強かった。

「よろしくお願いします」

「では、まず荷物を部屋に置いたら、さっそく森に出かけましょう！」

荷物を部屋に置くと早速出発だ。参加者の自己紹介も何もない。もちろん寺山先生からのレクチャーなんて何もない。ホテルを出ると寺山先生を先頭に男性2人、女性7人、総勢9人の参加者が続き、山道をずんずん歩いていく。

このワークショップの参加者は僕と同じがん患者じゃないの？　こんなに強行軍でみんな大丈夫なの？

「ほーら、森と自然の氣を感じてください。素晴らしいでしょうー」寺山先生はよく晴れた空を見上げ、歌うように言った。

僕はそれよりも群がってくる蚊の軍団を追い払うことに注意を奪われていた。頭の上の蚊を追い払っているうちに、約1時間の山道探索が終わった。

森から帰って皆で研修室に入った。参加者が円形に置かれた椅子に着席する。僕は自分の状況を含めて詳しくみんなに知ってもらいたいと感じていた。そしてみんながどんな状況で、どんな治療をしているのかも知りたかった。寺山先生は言った。

「自己紹介をしましょう。名前だけでいいでしょう。呼ばれたい名前を名札に書いて、胸に着けてください」

最初に「トネ」と書いてみた。なんだか堅苦しい。

横から声がした。「子どもの頃はなんて呼ばれていたんですか？」寺山先生と一緒に仕事をしているイクミさんだった。

「子どもの頃はタケちゃんって呼ばれてました」

「それ、いいんじゃないですか？」イクミさんはニコッと笑った。

僕はネームプレートにタケちゃんと記入した。なんだかこそばゆかった。家族以外で小学生以来、この呼び名で呼ばれたことはなかった。

寺山先生の胸には「シンさん」という名札が付いていた。

「じゃあ、さっそく始めましょう」

何を話してくれるのだろうか？　やっと寺山先生のがんからの生還ストーリーが聞ける。食事法や治療法、サプリのことも聞きたい。僕は寺山先生の次の言葉に期待した。

「まずは、歌いましょう！」

は？　歌？

歌なんて気分じゃないよ。それよりももっと大事なことを教えてほしい。

シンさんこと寺山先生はニコニコしながら楽譜を配り始めた。残念ながら、僕は楽譜が全く読めない。

「あのー、僕は楽譜がわからないんですが……」残念な気持ちいっぱいで僕は言った。

するると、横にいた僕以外で唯一の男性参加者が話しかけてきた。

「じゃあ、私が教えましょう。私が手のひらで音の高低を示しますから、それに合わせて声を出してください」あごヒゲをたたえた柔和な男性だった。何か普通と違うオーラが出ていた。音楽をやっている人だろうか？　胸には「カズミさん」と書いてあった。

「ほら、こうやりますから」カズミさんは手のひらをヒラヒラさせて教えてくれた。

「じゃあ、みんなで声を合わせて、いきますよー」シンさんが指揮を執る。

歌が始まる。僕は隣で歌う彼の深く響く声に続いて声を合わせた。するとシンさん、僕、カズミさん、3人の男性の声と、他の女性たちの高い声が重なり合いはじめた。声の振動が合わさって部屋の空気が変わっていくように感じられた。周囲の空気がどんどん軽やかに、クリアになっていく。それと一緒に僕の身体も軽くなっていく。なんだ？　これは。

歌が終わると、部屋の空気感が一変していた。先ほどの空虚な空間ではなく、まるで暖かな春の日差しに包まれた別の部屋にいるようだった。

「さあ、まだまだ歌いますよー」シンさんは楽しそうに言った。

何曲か歌った後、シンさんは部屋の中心を指差した。そこは小さな祭壇のようになっていて、裏返したカードがたくさん散らばっていた。

「これはメッセージカードです。自分から自分へのメッセージです。自分の知りたいことを心に念じてください。そして床にあるカードを自分の直感に従って1枚選んでください。今のあなたにとって大切なメッセージが書かれているはずです」

皆が次々にカードを引き、裏返しては声をあげていた。何が書いてあるんだろう？

僕の順番が来た。僕は念じた。

「がんという体験は、僕にとってどういう意味なのか？　僕にとって、いったいなんなんだ？」

しばらく祭壇に散らばるカードの周りをグルグルと回った後、隅っこにある1枚が目に付いた。うん、これだな。僕はしゃがんでそのカードを拾った。

何が描いてあるんだろう？

急いで裏返すと、岩山からツルハシで光る鉱石を掘り出す人の絵と「the purpose」という文字が描かれていた。

purpose……どういう意味？　横にいたイクミさんが言った。

「目的よ」

目的？　がんが目的？　どういうことなんだ？　シンさんがニコニコ笑いながらやってきた。

「がんはタケちゃんに生きる目的を教えてくれるために生まれたのですよ。それをわかってあげてください。がんはギフトなのです」

生きる目的……僕の生きる意味……それはいったい……？　そもそも、がんがギフト？

自分の部屋に戻って1日を振り返ってみた。今日は歌ったり踊ったり……。今までの僕ではついていけないことばかりだった。最初は抵抗があったけど、シンさんの笑顔と仲間のエネルギーでなんとか乗り越えることができた。

やっぱり僕は自分でも気づかなかったけど、相当頭の固い人間みたいだ。この頭の固さががんを作り出した一因じゃないだろうか。

そうだ、自分の頭の中に走り回る「恐れ」の声に振り回されないことが大事なんだ。「恐れ」の声に従うと、自分を守ろうと防御し、閉ざして固くなる。固くなると冷たくなる。その結果として様々な病気になるんじゃないだろうか。

今日は意外に楽しかった。歌ったり踊ったりすることがこんなに楽しいだなんて、思ってもみなかった。まずゆるむこと、そして暖めること、楽しむことが大切なんだ。

そういえば、子どもの頃はいつも歌ったり踊ったりしてたっけ。つまり子どもの心、無邪気な心を取り戻すということが大切なんだ。それがいずれ、がん細胞を消していくことにつながるんじゃないだろうか。シンさんは、それをみんなに体験で悟らせようとしているんじゃないだろうか。

翌日は早朝から山歩きだった。太陽が昇る前、まだ暗いうちにホテルを出発した。暗い森を歩いているうちに、だんだんと空が明るくなってきた。それとともに鳥たちがピピピとさえずり始めた。僕たちは山を降り、ふもとの秩父神社の境内で朝日を迎えた。朝の空気で澄み切った境内には、僕たちしかいない。

ドン、ドン、ドン……。

境内の奥から荘厳な太鼓の音が聞こえてくる。

「毎朝、祝詞《のりと》を上げているのですよ。誰もいない、誰も知らないところで毎日毎日、何百年も昔からずーっと祝詞を上げ続けているのです。すごいこと、素晴らしいことだと思いませんか？」

シンさんは微笑みながら尊敬のまなざしを境内の奥に送った。

「ほら、太陽のエネルギーを感じてみてください。あったかいでしょう？」

シンさんが微笑みながら太陽に手をかざす。僕たちもみな、同じように手をかざしてみる。

本当だ。手のひらが温かい。太陽のある場所とないところでは全然暖かさが違う。太陽の暖かさが大きな愛情のように感じられた。

「太陽のエネルギーは朝が一番澄んでいていいんです。さあ、深ーく深呼吸をしましょう」

シンさんが大きな口をあけて新鮮な空気を胸いっぱいに吸い込んだ。僕も同じように大きく新鮮な空気を吸い込んでみる。朝の空気と神社の神聖な氣のせいだろうか、身体が軽くなったように感じた。

朝食後に軽く休憩をしてからワークが始まった。また歌からだ。

三つのパートに分かれて歌を重ねていく。僕はカズミさんと一緒に声を合わせた。カズミさんの声は素晴らしい。低く威厳に満ち、そしてなぜか暖かだった。

まるで神様の声みたいだ、と僕は思った。

彼に導かれるように僕の中から声という音が引き出されていく。女性たちの声も素晴らしい。低いパートの女性の声は力強い生命力を表し、高いパートの女性の声はまるで天使のささやきのようだった。そして、三つのパートが重なり合ったとき、僕の心の中から何か抑えきれない熱いものが湧き上がってきた。

なんだ、何が来てるんだ?

まずい、このままだと……!

その瞬間だった。涙があふれ出した。自分でもわからない、止められない。声が震え、うわずる。涙がどんどん湧き出してくる。

すると、まるでそれに連鎖したかのように歌っていたみんなの目からも涙があふれ出した。横のカズミさんも泣いている。シンさんも泣いている。女性たちも泣いている。僕たちはみんな泣きながら歌を歌った。

歌い終わった後、シンさんが涙で頬を濡らしたまま、僕に顔を向けた。

「何が起こったんですか？　ぜひ、聞かせてください」

僕は少し恥ずかしかった。今まで一度も人前で涙を見せたことはなかった。

「はい……。なんて言ったらいいのか……波動、波動ですかね」

「波動……ですか？」

「そうですね……言葉にすると月並みですが、愛でしょうか。愛の波動、振動にアクセスしたというか……つながったような気がします。そしたら、涙がどっと出てきて……」そこでまた泣きそうになった。

「大変よい経験をされましたね。愛の波動につながったんですね」シンさんは慈愛に満ちた笑顔で僕とみんなを見回した。

「そうなんです。この波動、愛の波動が全てを癒すんです。病気と闘ってはいけません。そうじゃなくて病気を愛するのです。がんを愛するのです。がんはそれを教えるために生まれてきたのですから。身体の中にいる最高の医師である自然治癒力を信じるのです。そうすれば、がんは自然と消えていくでしょう」

　夜、シンさんがチェロでコンサートをしてくれた。

「チェロの音は人の声に近いのです。身体を癒す音なのですよ」

　すると、カズミさんが言った。

「私もギターを持ってきているのですが、参加していいでしょうか?」

「ええ！　もちろんです！　素晴らしい！」シンさんは満面の笑みを、さらにはちきれんばかりに輝かせた。カズミさんはなんと世界的に有名なアーティストだったのだ。そんな有名な人に楽譜を教えてもらっていたとは……。

　2人のアンサンブルが何曲か続いた後、僕は手を挙げリクエストをした。この2人の音で「アメイジング・グレイス」が聴きたくなった。

「いいでしょう」2人は目を合わせると、ニッコリと笑った。

　ケルトの少し悲しげな旋律がチェロから流れ始めた。カズミさんの暖かなギターの音がそれを支えるように寄り添っていく。二つの楽器の醸し出す音が、波動が、周波数が、部屋を満たしていく。

　その音はまるで「よく頑張ったね。もう大丈夫だよ」とささやいているようだった。そのとき、紛れもなく僕たちは愛の波動に包まれていた。ふと気づくと、僕の頬を涙が濡らしていた。横を見ると、みんな泣いていた。

それは僕にとって一生忘れることのできない、アメイジング（驚くべき）グレイス（贈り物）だった。

ワークショップの最終日、参加したみんなが輪になって自分の体験、気づいたことを自由に話し合った。シンさんは言った。

「生きているでしょう、今。それに感謝するんです」

みんな2日前に初めて会ったとは思えないほど、心がつながっていた。自然にハグが始まった。涙があふれてきた。その1人が言った。

「タケちゃんはがんを治して、シンさんみたいな人になる気がする」

14　治療方針を決める

寺山先生のスマイル・ワークショップから帰ってきてから、いくつか研修の仕事をこなしていたが、研修の翌日には喉が腫れ、痰《たん》が絡む。体調が少しずつ悪くなってきたような気がしていた。

「痩せましたねー」

研修先でそう言われることが多くなった。肉食を止め野菜中心の食事をすることで、体重が1カ月で3キロほど落ちていた。咳も少しずつ出始め、胸の真ん中が重く感じることもしばしばだった。そろそろ何がしかの治療を始めなければ……。気持ちが落ち着かず、焦り始めた。

「この本、図書館で借りてみたんだけど、もう返していいかなー」妻が数冊の本を持ってきた。その中でふと気になった本があった。読んでみようか……。何の気なしに手にとって読んでみると、食事によって肺がんが顕著に改善した実例がCT写真つきで出ていた。

これはもしや……。

早速病院の住所を調べる。クリニックは立川だった。

立川か……杭打ちのときにいったん下車した駅だった。遠いな……。立川だと通うのが大変だ。まあ、説明ぐらいは聞きに行っていいかもだけど。場所はどこだろう？

住所をスマホの地図アプリに入力する。クリニックの場所を示す印がついたビルを見て驚いた。なんと隣があのニッポンレンタカーではないか！　あの日、ニッサンレンタカーを探してさ迷った挙句、結局、諦めたときに目の前に現れたニッポンレンタカー。クリニックはなんとその隣のビルだった。こんなことがあるんだろうか？

「これは、ここに行けって言ってるんじゃないのか？」

はなはだ非科学的な理由だったが、これが奇門遁甲の示す道なのかもしれない。僕はこのクリニックの説明を聞きに行くことに決めた。

11月1日、僕の前に現れたクリニックのドクターは学者風の人だった。このクリニックは食事指導と免疫神経への鍼《はり》治療をメインとしていた。彼は自分の推奨する食事療法のやり方と効果、その理由を3時間にわたって細かく、そして詳しく解説してくれた。

「野菜を食べるのです。それもなるべく生で。調理はしないほうがいいです。肉もいっさいダメです。カニやタコ、イカもダメです。動物性の食品は一切禁止です。調味料も禁止です。砂糖はもちろん、塩もダメです」

「ずいぶん厳しいですね」

「がんを治した人はみんなそうやってます。治りたかったらやってください」

「これで治るんですか？」

「治る、という言葉を医者は言ってはいけないのです。しかし治る可能性はあります、と言うことはできます。刀根さんよりも重症な人が当院の治療で治った実績もありますので」

ドクターはそう言うと、奥のＰＣの前に僕を連れて行って、過去の患者のＣＴ画像を見せてくれた。

そこには僕より酷い状態のがんが、きれいになくなった画像が何枚もあった。

よし、ここなら……！

「あの……経過観察とか、そういうのをしたい場合は、どこかご紹介いただくことはできるのでしょうか？」

僕は今の大学病院で経過観察をしようとは思っていなかった。なぜならあそこに行く度に体調が悪くなっているような気がしたからだ。

「ええ、大丈夫ですよ。私は代替医療関連の学会で、個人的に東大病院の先生とつながっています。彼は現代医療のトップでありながら、代替医療にも目を向けている素晴らしい先生なのです。もしよろしかったら、彼を紹介することもできますよ」

今の大学病院が全くダメになっても、次の道が見えるということはありがたかった。

「それでは、基本的にこちらでお願いしようと思います。詳しい説明は次回の診察でお願いします」

僕はここで治療をする腹を固めた。あとは大学病院の掛川医師にどう伝えるか、だ。

11月24日、掛川医師は相変わらず眉間にシワを寄せて僕の話を聞いていた。

「いろいろご心配とお手間をおかけしましたが、治療方針を決めました」

「そうですか、それで、えー、どうされるのですか？」

「抗がん剤はやらないことに決めました。やっぱり僕は抗がん剤はやりたくないのです」

僕の言葉を聞くと、掛川医師は、はーっとため息をついた。

「今は緩和治療といって副作用を減らす治療も進んでいるのですが……」

「いえ、それでもやりたくないのです。いろいろとお世話になりましたが、代替医療でやっていきたいと思っています」

「そうですか……」掛川医師は眉間に寄せたシワをさらに深くして、目を細めるとこう言った。

「それでは、今のうちに介護申請をしてください」

「は？」

「介護申請です」

「介護、ですか」

「そうです。あなたが行くところは医師免許を持ってますか？」掛川医師の声は冷たかった。

「ええ、持ってると思います。ドクターですけど」

「じゃあ、その方にお願いして今のうちに介護申請をしてもらうのです」

「どういうことですか？」

「身体が動かなくなってから申請をするといろいろと大変でしょうから、今のうちにやっておくといいと思います」

「身体が動かなくなる……と？」

「ええ、そうです。がんが進行していずれそうなります」掛川医師は言い切った。

「そんなこと……」

「それからですね、これから原発のがんが大きくなります。すると場所が場所なので、胸膜に食い込んで転移します。すると、とても痛ーくなります」掛川医師は〝痛ーく〟を強調して言った。僕は思わず左胸を押さえた。

「それから肺じゅうにがんが転移して、咳が止まらなくなります。常に酷い咳がずっと出ている状態になります」

「咳が……」

「痰に血が混じるようになるでしょう。血痰です」

「血……」

「それから、肺の中のリンパが腫れあがって、声帯を圧迫して声が出なくなります。かすれ声しか出なくなるでしょう」

「……」

「それから、気道にある調整弁がうまく働かなくなり、水分を飲むと気道に入り込んでむせるようになります。間違って水分が気道に入り込むのです。水を誤飲して呼吸困難になることもあるでしょう」

「……」

「それから、身体中がだるくなり、起き上がることも大変になります。そして寝たきりになります」

「……」

「寝たきりになったときに介護申請をするのは大変です。ですから、今のうちにやっておいたほうがいいでしょう？」掛川医師は僕の顔を下から見上げながら、恐ろしいことを言った。

何も言えなかった。そんなことは聞きたくなかった。尋ねてもいないことを言われたくなかった。僕は言葉を失って黙った。掛川医師はさらに言葉をかぶせてこう言った。

「刀根さんが当院の治療を受けないということであれば、今後いっさいの診察や経過観察などはいたしません。刀根さんが決めたクリニックでやってください」

僕は気を取り直した。

これは僕に対する挑戦だな。こいつ、僕に挑戦してきやがった。よし、その挑戦受けて立とうじゃないか。生存率3割がなんだ。絶対にクリアしてやる！

僕は不敵にニヤリと笑った。

「いいでしょう。今までお世話になりました。掛川先生、僕は必ずがんを治します。がんをきれいさっぱり治して、必ずあなたの前にもう一度ご挨拶に伺います。そのときはよろしくお願いいたします」

僕は立ち上がり、強引に掛川医師の手を握ると、診察室から大またに出ていった。

やってやる、やってやる。あいつをギャフンと言わせてやるんだ。怖がらせるようなことを言いやがって。僕に対する脅しか？　自分の治療を断った腹いせか？　負けねえぞ。絶対に負けねえ。この戦い、負けるわけにはいかないんだ！

僕は心の中で悪態をつきながら、大またで病院を後にした。

15　ついに来た、痛み

あの掛川医師に会った日から、明らかに体調がおかしくなった。再び頭の中に掛川医師の声が響き渡るようになった。

「胸が、痛ーくなります」
「咳が止まらなくなります」
「痰に血が混じります」
「水が飲めなくなります」
「だるくなります」
「寝たきりになります」

うわーっ、黙ってくれ!!!

ふと気づくと、頭の中が掛川医師に占領されてしまっていた。その都度頭を振って掛川医師を追い出そうとしたが、すぐに彼は例の眉間にシワを寄せた表情で、再び僕に向かって語りかけてきた。

「胸が、痛ーくなります」
「咳が止まらなくなります」
「痰に血が混じります」
「水が飲めなくなります」
「だるくなります」
「寝たきりになります」

僕は彼に取り憑かれてしまっていた。

そのうち、研修で話している最中に咳が頻繁に出るようになった。喉に痰が絡むようになった。

まずい、ヤツの言った通りになるのか？　不安が胸に押し寄せてきた。

そんなある日、11年飼っていた犬が死んだ。夏に少し具合が悪くなり、しばらく体調不良が続いていたので、妻が病院に連れて行ったら、その日の夜にあっけなく逝ってしまった。

連絡を受け病院に到着し、亡き骸を抱きしめると涙が出てきた。彼の顔、彼の声、彼の姿、全てが愛おしい。しかし目の前の彼はもうピクリとも動かない。まだ温かさが残る身体は、不思議と命のエネルギーが去って行ったことを示すように生気がなかった。

「僕の代わりに逝ってくれたのかもしれない……」ポツリとつぶやいた。

「そうかもね……」妻が目を伏せた。

僕も死んだら、こうなるのか……。僕は彼の亡き骸を抱きしめながら、自分の死体がまぶたに浮かんできた。いや、僕は死なない。死ぬもんか！　すぐに頭を振って打ち消したが、青白く生気のない自分の顔が消えることはなかった。

11月28日のことだった。午後3時頃から左胸がズキズキと痛み出した。原発のがんがあるところだ。すぐにカラーブリージングを行なう。痛みは治まり、ほっとした。

その頃、毎晩寝汗をびっしょりかくようになっていた。一晩でパジャマを3回替えたこともあった。その日もぐっしょりと寝汗をかいて目を覚ましたときだった。左胸のがんがある場所がズキズキと痛み始めた。

痛い……。

痛みはすぐに強くなってきた。あまりの痛みに息が吸えない。

ううっ息が……。まずい、どうなるんだろう。

まずい、まずい、まずい。この痛みはおそらく、がんの痛みだ。がんがついに胸膜に達したのか？　掛川医師の言った通りになったのか？　がんがどんどん広がっているのか？

やばい、やばい、やばい。

「寝たきりになります」掛川医師の渋い顔が浮かぶ。うっ、うるせえ！

痛みはどんどん強くなり、刺激がズンズンと激しくなる。

いてててっ……痛てぇーっ！

若い頃、ボクシングの練習でパンチを顔面にくらって意識が飛んだときも、こんなには痛くなかった。ボディブローで肋骨をへし折られたときも、これほどじゃなかった。

まるで錆《さび》だらけの五寸釘を1秒おきに打ち込まれているようだ。1回ぐらいなら我慢できるかもしれない。しかし……1秒おきにずーっと刺され続けるんじゃ、たまらん！

グサ、グサ、グサ。痛い、痛い、痛い！　一定のリズムで五寸釘が打ち込まれる。

グサ、グサ、グサ。

ううっ、このまま死ぬのか……ちょっ……ちょっと、待ってくれ！

グサ、グサ、グサ。痛い、痛い、痛い!!!

グサ、グサ、グサグサ、グサグサ……。

し……死ぬぅ……。死ぬときってこんな感じなのか？

僕は生まれて初めて〝痛み〟で死を意識した。

このまま死ぬかも……どうする？　救急車呼ぶ？　でも、病院でなんて言うんだ？

「僕、がんです。ステージ4です」

「はあ、それはお気の毒に」だけじゃん。どうしようもない。

痛みはどんどん強くなる。息が、息ができねえ……。

呼吸を浅くするんだ。深く胸を動かすと痛みが激しくなる。なるべく胸を動かさないように、浅く、小さく空気を吸い込むんだ。浅い呼吸を素早くするんだ。そうやって酸素を取り込むんだ。とにかく現状に冷静に対処するんだ。

はぁはぁはぁはぁ、はぁはぁはぁはぁ。

呼吸に意識を集中する。しかしグサグサという刺すような痛みは変わらない。

うぐっ、い、痛ってぇー！

脂汗にまみれた額を手でぬぐったとき、急に思いついた。

あっ！　そうだ、そうだ、薬だ！　薬を飲んでみよう！

がんが見つかってから今まで、食事指導を受けているドクターの指示で、合成的な化学物質は身体に入れないようにしてきた。それが頭の中にこびりついていたのか、薬のことはすっかり忘れていた。ドクターの顔が目に浮かんだ。

「薬は絶対飲んではいけません、風邪薬もやめてください。それは逆に命取りです」

じゃあああんたはこの痛みに耐えられるのか？　今はそんなこと言ってる場合じゃない。もう耐えられないんだ。

ふらふらと布団を抜け出し、居間の薬箱に向かった。妻がそこにいなかったのは好都合だった。彼女に苦しんでいる姿を見せたくなかった。

「おおっ、あった！」

効くかどうかはわからない。でも、効いてほしい、頼む、効いてくれー‼

午前1時15分、急いで水と一緒に口に放り込む。

飲んでから約20分、だんだんと痛みが薄らいできた。痛みの質が、グサグサからズキズキに。

おおーっ、効いてきたー。

痛みは次第に、ズキズキからチクチクへと変わっていった。

午前2時20分、痛みはほとんどなくなった。チクチクも消えた。

はぁー……た、助かった。僕は自然と両手を合わせた。

この薬を開発してくれた人たち、ありがとう。

この薬を作ってくれた会社、ありがとう。

家に買い置きしてくれた妻よ、ありがとう。

助かった。本当に死ぬかと思った。

しかし、今は薬で痛みを感じなくなってはいるが、薬の効果が切れたらまた〝あれ〟が始まるんだろうか？　これからずーっと、痛み止めを飲み続けることになるのか？　毎日、永遠に飲み続けることになるのか？　マジで？　いやでも、今それを考えても仕方ない。とりあえず、寝よう。

僕はぐっしょりと汗ばんだパジャマを着替え、もう一度布団にもぐりこんだ。


翌日、1週間ぶりに会社に出勤した。

電車の中で昨晩の激痛を思い出した。昨日は最悪だったな。

昨晩にはできなかった深呼吸を、思いっきりしてみる。胸が大きく動く。新鮮な空気が肺に入ってくる。痛くない。全然痛くない。ああ、なんて幸せなんだろう。痛みなく空気が吸えるって、なんて幸せなんだろう。

電車の窓から、太陽の光が降り注いでいた。僕の顔に、僕の手に、暖かいエネルギーがじわじわとしみ込んでくる。なんて暖かいんだろう、なんて綺麗なんだろう、なんて美しいんだろう。気づかなかった。世界はこんなにキラキラしてたんだ。息するだけでこんなに幸せなんだ。

生きてるだけで充分じゃないか。息をするだけでこんなにも嬉しいんだ。ほら、人生は喜びに満ちているじゃないか。生きている、それだけでも『奇跡』なんだ。生きてるってこと、それだけで、素晴らしいじゃないか。


僕はもう働けなくなった。いつ始まるかわからない、こんな痛みと不安を抱えて働くことはできなかった。ついに仕事を頑張れなくなった。僕は会社を完全に休職した。

16　本当に大切なもの

毎日、胸の中がチクチクと痛むのが普通になった。気道が腫れて胸の中に異物が詰まっているようで苦しくなってきた。喉も常に腫れている感じがして、3センテンス以上話すと痰が絡み、咳き込むようになっていた。思ったように会話ができない。代わりにジェスチャーで応える。胸の奥から痰がせり上がってきて、突然咳き込むようになった。

12月に入り、ついに痰に血が混じり始めた。

なんとか食い止めなくては……。

今の治療は、立川のクリニックと漢方だった。もう一つくらい、何かをプラスしたい。ネットで情報を検索する。すると、手当てのヒーリング治療のサイトを見つけた。なんとがん専門だ。本当に効くんだろうか？　いや、効かなかったら止めればいいんだ。とにかく行動だ。さっそく予約を入れた。

12月9日、そのがん専門ヒーラーを訪ねた。ヒーラーは60代半ばだろうか、気難しい顔をした白髪の男性だった。

「山中です」老人は無愛想に自己紹介した。

ヒーリングを受ける前に僕は自分の状況を話した。9月に肺がんステージ4宣告を受けたこと、つい先日、原発がんのある部分がものすごく痛くなったこと、咳が止まらなくなってきたことなど……。そして一番聞きたい質問をした。

「治りますかね？」

山中さんは無愛想に言った。

「わかりません。私の経験では治った人もいますが、亡くなった人もたくさんいらっしゃいます」

「うむむ……」

「ここにうつぶせに寝てください」山中さんはベッドを指差した。僕はそこに横になった。

山中さんは僕の仙骨の部分に軽く手を当てた。しばらくすると言った。

「仰向けに」

僕は言われるまま、仰向けになった。山中さんの手が僕の胸の上を触れるように流れていく。僕がうっすらと目を開けると、山中さんは目をつぶり瞑想しているような表情で僕の胸に手を当てていた。

彼の手が止まり、指先が胸に触れる。そこはチクチクと痛む場所だった。なぜわかるんだろう？　不思議なことに、痛みがすーっと消えて行く。おお、すごい。こんなことってあるんだ。

「どうしてわかるんですか？」約1時間の施術の後、山中さんに聞いた。

「指がね、チクチクするんですよ」彼は無愛想に答えた。

「次の予約を入れたいのですが」僕は自分の効果を確認したので、すぐにでもまた施術を受けたい気持ちになっていた。

「ああ、予約ですね。しばらくは予約でいっぱいだから……次空いているのは21だね」山中さんは商売っ気なく、つっけんどんに答えた。

そんなに先なんだ……気を取り直して21日に予約を入れた。

「その次は？」

「28かな」

「じゃ、そこもお願いします」
がんと戦うアイテムがまた一つ増えた。

12月15日、温泉に入ることと、健康祈願の願掛けに、妻と日光へ日帰りで出かけた。2人で電車に乗る。考えてみれば子どもたちのいない2人だけの旅なんて、本当に久しぶりだ。浅草から快速に乗って日光へ向かう。

電車の中でお茶を飲む。他愛ない話をする。窓の外の景色を眺める。目の前に微笑む妻がいる。僕はそれだけで幸せだった。いったい今まで、何を見てきたんだろう？　何をしてきたんだろう？　幸せはこんな目の前にあったのに。

12月の日光は寒かった。妻の指導で何枚も着込んできて正解だった。妻の言うことはいつも正しい。今まで、頑固な僕は妻の言うことをほとんど聞かなかった。だからがんになったのかもしれない。

駅を降りると冷たい空気が頬を撫でていく。スカッと晴れ渡った空は気持ちのいいくらい高かった。

2人で東照宮まで歩くことにした。日光の街並みをキョロキョロと見回しながら、あれこれおしゃべりをする。途中でお蕎麦屋さんに入り、ゆば蕎麦を食べる。身体が温まった。

平日だったせいか、東照宮は人がまばらだった。有名な「見ざる・聞かざる・言わざる」

はかわいらしく建物の上にいた。

　東照宮の中に入り、2人で手を合わせる。

「どうかがんが治りますように」

「どうか生きる時間が続きますように」

　帰りの電車の中、疲れて眠っている妻の顔を見て思った。ああ、この人と結婚して本当によかった。何もしていなくても、2人で一緒にいるだけで幸せ。胸が痛かろうが、血を吐こうが、僕は幸せだ。


　僕の周りにはたくさんの人がいる。みんな僕を大切に思ってくれている。みんな、全員なんだ。こんなにも僕を大切に思ってくれている人が「いる」ということ。

「いる」んだ、僕には。なんて幸せなことなんだろう。

　僕には愛する妻がいる。子どもたちがいる。父や母や姉がいる。会社の仲間がいる。ジムの仲間がいる。いる、いる、いる、いる、いっぱいいるんだ。


　12月中旬を過ぎると、胸の痛みはさらに強くなってきた。痛み止めのロキソニンを飲むことが多くなってきた。なるべく飲みたくなかったのだけれど、痛みを我慢していると体力の消耗が激しかった。

立川のクリニックでがんの好転反応のことを聞いてみた。様々な治療が功を奏し、がんが快方に向かっているのであれば、何か好転反応のような兆しがあるのかもしれない。また、そういう兆しが自覚できれば心の支えになる。

「わかりません」ドクターはそっけなく答えた。

なんだ、わからないのか。もしかするとこのドクターはあまり患者の状態を観察したりヒアリングしたりしない人なのかもしれない。そういえば、いつも鍼治療の後で出てきて、3分診療どころか1分くらいで終わっちゃうし。うーん、参考にもなりゃしない。

「先生、がんが時々痛むんです。そういうときは痛み止めを飲んでもいいですか？」痛み止めはもう既に飲んでいたが、確認のために聞いてみた。

「それはダメです。西洋医学では痛みを感じないように……」ドクターは西洋医学の批判を始めた。いやいや、僕、すっごく痛いんですけど……死を覚悟するほど痛いんですけど。

ドクターは一通り西洋医学の批判を終え、僕の目を見て言った。

「がんに痛みはありません」

「いや、でも実際、痛いんです」

「私の今までの治療経験で、がんが痛いということはありません」

「じゃあ、なんなんでしょうか？」

「わかりません」

なんだよ、答えになってないじゃないか。食事指導や免疫神経などは専門だけど、がんに対する痛みとか対処とか、そういったものには全く頼りにならないじゃないか。

これは自分でどうにかするしかない。先日会ったヒーラー山中さんのほうが、そういったことはよっぽど詳しかった。


12月の下旬になると、大きく息を吸うだけで胸が痛くなった。そして、喉が腫れ、声が嗄れ始め、すぐに森進一のようなスーパーハスキーボイスになった。もう、以前の声が思い出せなかった。僕の声を聞いた妻は、毎日はちみつ大根を作ってくれた。喉にいいらしい。

毎晩びしょびしょに寝汗をかき、パジャマを3回は替えるようになっていた。咳をすると血が混じることが普通になった。

ある日、久々にジムに顔を出した。真部会長や教えていた選手たちが心配して話しかけてくる。

「大丈夫、必ず治るから！」

にこやかに返すが、嗄れた声が自分でも痛々しく感じた。

僕の嗄れた声を聞くと、みんな一瞬びっくりしたような顔をした。

「俺たち、信じてますから。刀根さんなら絶対に治るって、信じてますから」

ボクサーたちはみんな優しくて気持ちのいい連中なんだ。

ジムにいるみんなが元気に動いていた。サンドバッグを叩く。ロープを飛ぶ。パンチングボールを叩く。向かい合って殴りあう。つい数カ月前まで僕がいた世界。しかし、もう遠くに行ってしまった。

選手や練習生たちの躍動する身体を見ているうちに、涙が出てきた。

僕はもう二度と、こんなふうに身体を動かすことはできないんだ……もう、二度と……。

1人で家にいるとき、ふと気づくと、掛川医師の声が頭の中にこだましていた。

「胸が、痛ーくなります」

「咳が止まらなくなります」

「痰に血が混じります」

まさに、まさにヤツの言った通りになっているじゃないか。じゃあ、次は……。

「水が飲めなくなります」

「だるくなります」

「寝たきりになります」

うわー、いやだ、いやだ。

僕の背後にはいつも死神が立っていた。


「ほら、無駄な努力なんだよ。お前は死ぬんだ」

「いやだ、僕は死なない。死ぬわけにはいかない」

「がんになったらみんな死ぬんだ、諦めろよ」

「絶対に諦めない。最後まで抵抗してやる。この戦いは勝つしかないんだ」

「ははは、お前はもう長くない。春まで生きれると思うか？　無理だね無理。桜なんて見れやしないぜ」

「うるさい！　僕は桜を見てやるんだ。妻と2人で新宿御苑に花見に行ってやる！」

「行けるもんか。桜が咲く頃、お前はもう生きてなんてない」

「やかましぃ!!!」


無意識に死神と会話をしている自分がいた。

まずい、これ以上ヤツと話すな。底なしネガティブの無間《むげん》地獄に引きずりこまれるぞ！

考えるな、考えるな、未来のことなんて、考えるな。

今だ、今。今のことだけ、考えるんだ。今できること、今やること、それだけに意識を集中するんだ。

しかし、ふとしたときに死神は僕の背後にやってきて、恐怖で心をわしづかみにするのだった。


2016年の大晦日がやってきた。

まだ、生きている。

体力が落ちているので、大掃除は子どもたちに任せて、僕は昔撮った写真データの整理を始めた。2002年から2003年までの家族の写真でいいものを選んでスライドショーができるように並べ直した。今は大学生で男っぽくなった2人の子どもたちも、まだ小さくあどけない表情で無邪気に笑っていた。僕も妻も若い。

うん、本当に楽しかった。幸せだった。面白かった。いっぱい笑った。いっぱい喜んだ。豊かな人生、本当にいい人生だった。

後悔するとしたら、もっと妻を愛せたはず。もっと、もっと、もっと、たくさんたくさん妻を愛せたはず。写真の中で笑っている妻の顔を見ていると、涙が出た。

本当にありがとう、僕と一緒に生きてくれて。

本当にありがとう、僕と一緒に時間を過ごしてくれて。

本当に、本当に、ありがとう。

17　転げ落ちるように……

２０１７年の年が明けた。

よし、今年こそいい年にしよう。今年は上がるのみ。がんを完治する。完治すれば自然に道は開けてくる。頑張るぞ、僕はやる、僕はできる。頼むぜ、僕の身体よ！

正月に家族で里帰りをした。両親は僕の体調をとても心配していた。僕はつとめて明るく振る舞った。

「大丈夫、絶対に治るから」

かすれ声でそう言って笑ってみせた。

「食事はどうなの？」母が聞く。

「うん、今回は野菜中心で行くよ。みんなはおせち料理を遠慮なく食べてね。自分の分は持ってきてるから大丈夫」食事制限をしている僕専用に、妻が野菜中心の食事をタッパーに入れてくれていた。

大学3年の長男がチェロをケースから出した。彼は高校時代に弦楽部《げんがくぶ》に所属して、チェロを弾いていた。母がウクレレを弾いていたので、彼と母のアンサンブルを聴いてみたかった。

「ね、2人で弾いてくれる？」

昼食後、僕は2人にリクエストをした。

「いいわよ」

母が楽譜を長男に渡すと、長男がたどたどしく弾きはじめた。赤とんぼや夕焼け小焼けなどの童謡だった。母がそれに合わせてウクレレで伴奏しながら歌い始めた。

来年、僕はもうここにいないかもしれない。もう二度とこの光景を見ることはできないかもしれない。僕は写真だけになって仏壇に飾られているかもしれない。そう思うと目頭が熱くなった。

今日ここに来れて、2人のアンサンブルを聴くことができて、本当によかった。いいものが見れた。僕は誰にも気づかれないように涙をぬぐった。

実家から帰って来た後、長男が言った。

「父さん、治ったら美味しいものを食べに行こうね。何食べたい？」

また、涙が出そうになった。ここ最近、妙に涙もろくなっていた。

そして里帰りの後、胸の痛みが激しくなり、声も完全に嗄れ、スカスカの声しか出せなくなった。

体感的な病状は一進一退といった感じだった。胸は相変わらずチクチクやズキズキと痛みを発してはいたが、山中さんのヒーリングを受けた後はすっきりと治まるのだった。僕は山中さんのヒーリングの回数をもっと増やしたかったが、いかんせんいつも予約がいっぱいで思ったほど行くことができなかった。僕が大富豪なら彼を大金で個人的に雇って、毎日何時間もヒーリングしてもらうのに……なんてことを思ったりした。

1月下旬、首の左側に米粒大のしこりがあることを発見した。

なんだろう？　左首の下部のリンパの部分だ。

焦ってネットで調べる。がんがリンパに転移するとこの部分にシコリができやすいと書いてあった。ウィルヒョウ転移というらしい。

まじかよ、転移したのかよ。

しかし、ある書籍に〝転移は原発がんが最後の悪あがきで、外に逃げ出すときに起きる症状です〟と書いてあった。

おおそうか、これは治っていく過程に違いない、治っている証拠なんだ。僕は意識をポジティブに持っていった。数日後、食事療法のドクターに聞いてみた。

「ここにシコリができているみたいなのですが……」

「うん、ありますね」ドクターは僕の首を触ると言った。

「転移って、原発がんが逃げ出す悪あがきって本で読んだんですが……」

彼は冷たく言い放った。

「そんなことはありません。転移は転移です」

もうちょっと、優しく言ってほしかった。


その後しばらくしてから、今度は左のお尻が痛くなってきた。硬い椅子に座ると左の坐骨がズキズキする。

きっと痩せてお尻の肉がなくなったからだろう。自分で自分にそう言い聞かせた。しかし、次第に電車やバスの座席でも痛みが激しくなってきた。家では使い古した座椅子では耐え切れなくなり、厚めの低反発クッションのものに買い替えた。


2月に入ると少し息苦しくなりはじめた。湯気の充満した浴室ではあきらかに呼吸が苦しい。肺の容量が小さくなってしまったのだろうか？　時折、身体がだるく感じられるようになってきた。

いやこれは、きっと好転反応だ。がんが消えていくときに身体に負担をかけているに違いない。だってがんを治したと言われている治療を、あれもこれもたくさんやっているじゃないか、がんが進行するなんてこと、ありえない。自分に言い聞かす。

左足の股関節もズキズキと痛み始めた。体重をかけると鈍痛が走る。なんだろう？　関節炎か？　いやこれはきっと、関節の病気に違いない。僕はよくなってきてるはずなんだ。クリニックに通う電車の中で立っているのが辛くなってきた。左足に重心をかけるとズキズキと鈍痛が走る。そういうときに限って席は空かない。

誰か、席を代わってほしいなぁ。

肺がん患者と言っても、僕はまだまだ外見上は普通だった。数カ月前までボクシングなんてやっていたから、どちらかというと健康的な痩せ型の人にすら見えたかもしれない。優先席の前に立っても、当然譲ってくれる人はいなかった。

〝私はがん患者で、体力が低下しています〟みたいなマークがあればなぁ。赤い十字の「ヘルプマーク」があると知ったのは随分後になってからだ。

電車で立っていると股関節が痛い、座っても坐骨が痛い、そんな状態になってきた。もう、我慢するしかない。大丈夫、治療の効果は絶対に出ているはずなんだから。弱気な自分をすぐに打ち消す。

電車に乗っている人たちの顔を見渡して不思議な気分になった。僕の目の前に座っている人はかなり太っていて、顔色も悪かった。

この人、これからも普通に生きていくんだろうな。生きるという時間が普通にあるんだな。それに比べて、おそらく僕はもう長くは生きることができないだろう。

僕はいったんネガティブにつかまると、暗い穴に引きずり込まれてしまうのだった。

どうして僕なんだろう？　タバコも吸わないし、酒も飲まない。食べ物だって気をつけてきたし、運動だってきっとこのオジさんよりはずっとやっていたはずだ。仕事だって楽しかったし、ボクシングも楽しかった。ストレスで毎日削られるなんてこと、なかった。それなのに……なんか不公平だ。どうして、どうして僕なんだ？　どうしてこのオジサンじゃなくて、僕なんだ？

オジサンの横では、老人が眠っていた。

すごいな……。この年まで生きているんだ。

今まで、長生きするだけじゃ意味がないなんて思っていた。それは単に長く生存しただけなんだって。そうじゃなくて〝どう生きたか〟が大切なんだって。そんなカッコいいセリフを本当のことだと思い込んでいた。

でも違う。それは大間違いだった。そうじゃない、生きるだけで、生きているだけで、それはもう本当にすごいことなんだ。少なくとも、僕よりよっぽどすごい。

僕は眠っている老人を尊敬のまなざしで見つめ、心の中でつぶやいた。

すごいよ、あなたは。本当にすごい。その年まで生きていることができるなんて、本当にすごい人です。

大学3年生の長男が就活用スーツを買いにいくと言うので、妻と一緒に3人でショッピングモールへ出かけた。スーツ売り場で長男と妻が僕の前を歩く。2人の後ろ姿を見ていて、ふと思った。

あの子がスーツを着て働く姿が見たかったなぁ。

ああ、彼が社会人になる姿は見られないんだな……。

歩く2人の姿がうるんでぼやけてくる。いや待て、気持ちを強く持つんだ。大丈夫、絶対に見るんだ。

気を晴らすために小説を読もうとして本を開いた。しかし文字が全く入ってこない。文字を目で追っても、内容が全く頭に入らなかった。ダメだ……小説は読めない。僕は小説という架空の世界に入れなくなった。

それではゲームをやってみようと思い、久しぶりにゲーム機に電源を入れ、以前はまっていたゲームをやってみた。すぐだった。頭が割れるように痛み出した。手足が冷たくなり、いやな汗がコントローラーを湿らせた。まずい、ゲームをすると死ぬ。

頭の中はがんに囚われていた。痛みや体調に人一倍敏感になり、少しでも痛むとがんが進行したのではないかと不安になる。そして次の瞬間、無理やり意識をポジティブに持っていき、自分を奮い立たせる。常にがんに心をわしづかみにされていた。不安や恐れを打ち消すために、その逆のよいところを必死で探す毎日。

ああ、今日はここの痛みが薄くなった。今日は呼吸が昨日より楽だぞ。股関節が昨日よりも痛くない……。だから、きっと、がんは治ってきてるんだ……。毎日、そう自分に言い聞かせていた。

思考や感情が暴走するので、100円ショップで買った写経を始めた。何も考えずに筆ペンで般若心経を書く。

無心。

書くという作業に集中すると、他に何も考えられなくなった。ひとまずがんから解放され、心がふっと落ち着くことができた。そうか、これが写経か、これがマインドフルネスなのか。スッキリしたぞ。しかし、しばらくするとまたがんが僕の心の中を占領するのだった。

ある日、ボクシングの世界で有名なジョー小泉さんから荷物が届いた。彼は海外の外国選手の試合解説をしているボクシング界の生き字引みたいな人で、僕が高校生の頃から尊敬している人だった。僕がトレーナーになってから、試合会場で何度か話をした程度の関わりだったが、グループメールの関係で僕は彼にがんになったことを伝えていた。

何だろう？

荷物を開けると、がんの治療に関する本と、モハメド・アリのTシャツが出てきた。ほんのわずかの関わりしかない僕に、ここまでしてくれるなんて……。

「頑張ってください」メモにはそう書いてあった。僕はメモを見て、泣いた。

体調は少しずつ悪くなっているような感じがした。呼吸は苦しくなり、歩いていると息が切れた。立っていると股関節が痛み、座ると坐骨が痛い。まずい、このままでは……。よし、サプリだ。試しにサプリを短期間に大量に飲んでみよう。僕はノニジュースを1日1本飲むことにした。

とりあえず、2週間続けてみよう。2週間飲めば、効果が出るはずだ。お金は相当かかるけど、ケチってはいられない。なんたって、命がかかっているんだから。

しかし、毎日1本2週間ノニジュースを飲んでも、目に見えた効果は上がらなかった。

毎月の治療費はサプリ代も入れて30万円近くに達していた。命が尽きるのが先か、貯金がなくなるのが先か、ギリギリのチキンレースを走っている気分だった。

3月になると左の坐骨が痛くて、ついに座席に座れなくなった。もう立ってるしかない状態だ。座ったら痛い、立っても痛い、どうすればいいんだ。

道では人にどんどん抜かれていく。早く歩けない。はぁはぁとすぐに息が切れる。呼吸が浅くなり、息苦しいのが普通になった。スムーズな呼吸がどんなものか思い出せなくなった。

血痰がひどくなった。咳をして痰を出すと必ず血が混じっている。息を深く吸い込めなくなった。あくびもできなくなった。横に向いて寝られなくなった。横を向くと、肺が締め付けられて息苦しくなるのだ。深呼吸をすると肺に何かが絡みつき、咳き込むようになった。

身体が重く、だるくなった。普通に立って動くことがおっくうになってきた。気に入って観ていたテレビドラマ「精霊の守り人」が3月に終わった。続きの最終編は予告編では11月から再開とのこと。

まじか、11月か……それじゃ観られないな。瞬間、脳裏をよぎった。

いや、大丈夫、大丈夫、観られる、観るんだ、すぐさま自分に言い聞かせた。

ひすいこたろうさん、阿部敏郎さんといった方々の心を励ます本をたくさん読む。

そうだ、全ての出来事はベストなんだ。ベストのことが起こっているんだ。だからがんになったことも、ステージ4だってことも、きっと僕にとってベストのことなんだ。

頭の中で自分に言い聞かせるが、それは本当だろうか？　肺がんステージ4が自分にとってベストなんてこと、あるんだろうか？　いいや、ありえないでしょ、そういう声も同じくらいか、いやそれより大きな声で聞こえてくるのだった。


思い切って飲尿療法を試してみた。自分の尿を飲むのだ。飲尿療法では、尿は身体の状態を記録している最高の情報源だという。その情報を再び体内に入れることで、身体が自身の悪い部分を自動的に修復し改善して行くのだという。調べてみると実際に様々な疾患が改善したという情報もあった。朝一番の尿がいいらしい。

黄色の生暖かい液体を口に近づける。尿独特のにおいが鼻をつく。

むむむ……これ、勇気いるな。いや、四の五の言ってられないだろう。飲むんだ！

鼻を指でつまみ、強制的に口に流し込む。生ぬるい液体が口に入ってきた。変な味だ、うわーお。

飲め！　味わうな！

ごくりと飲み干す。

うえーっ、あたり前だけど、まずい。

がんが消えるなら、尿だってウンコだって、なんだって飲んでやるよ！

18　分子標的薬と引き寄せの法則

3月下旬、手当てのヒーラー山中さんとはずいぶん親しくなっていた。

山中さんは最初の気難しい感じはなくなり、彼が経験した様々なことやがんを改善するサプリや食事などを親切に教えてくれた。

「キトサンは身体から化学物質を排出する働きがあるから、摂ったほうがいいよ。安くてシンプルなものでいいから」

「有機ゲルマニウムは細胞を活性化するよ。とても元気になるんだ。他のがん患者さんに教えてもらってね、私も使ってるんだよ」

「クエン酸をミネラルウォーターに入れて飲むといいよ。クエン酸は体内でアルカリに変わるから、がんをアルカリでジャブジャブにしてやるのさ」

「気功はやらないほうがいいね。あれでがんが暴れだした人いっぱいいるから。それからがんを熱で焼き殺すってやつ、ハイパーサーミアっていうのかな、あれもしないほうがいいよ。あれやって急に悪くなった人、何人も知ってるから」

「放射線をやった人に手を当てると、私の手がダメになっちゃうんだ。だから放射線治療をした人はお断りしているんだよ」

あくまで山中さんの経験の範囲だが、僕にとってはとても重要な情報だった。その中でがん治療最新薬、分子標的薬の話になった。

「僕は分子標的薬使えないって言われたんです」

「そうなんだ。あれは結構効くんだけどね、残念だったね」

「ええ、イレッサは使えないって」

「イレッサ？　そう言ったの？」

「ええ、EGFR遺伝子は陰性だからイレッサは使えないって」

「今どきイレッサなんて使わないよ」

「え？」

「今はジオトリフだよ。おかしいね、その病院。イレッサなんて古い薬だよ」

「そうなんですか？」

「それにね、イレッサが使えなくても、ジオトリフが使える場合だってあるんだから」

「本当に？」

「うん、実際にそういう人いたし」

「えー！」

「他のやつは？」

「ＡＬＫもダメだと思います。調べてから2カ月半待っても返事なかったし」

「そうだね、ＡＬＫは珍しいからね。あれに当たるのはホント、奇跡みたいなもんだよ。でもね、分子標的薬は他にもあるんだよ。ジオトリフのほかにもタルセバとか」

「そんなにあるんですか？」

「そうだよ。そのうちもっとちゃんとしたところで、もう1回調べてもらったほうがいいよ。その病院、信用できないね」

「そうですね」

そうかよし、機会があったら、もう一度調べ直してもらおう。

分子標的薬がそんなにいっぱいあるなんて、知らなかった。というか、がんになって初めて知る世界なんだから、知らなくてあたり前かもしれない。でも病院も情報をきちんと伝えてほしい。どんなものがあって、その中でこの薬を使うんだってね。情報を与えられない中で、これにします、これしかありませんって言われると、言いなりにならざるを得ない。そういう意味で、患者として正しく最新の情報を知っていることは、生き残るために必要な能力なのかもしれない。病院を信用しすぎてはいけない。病院と対等に話をするために、新しい情報を得ておくことは大切だ。知らぬ間に治験に回されて実験動物にされてしまうなんて、まっぴらごめんだ。

その頃、左足のひざに力が入らなくなってきた。おそらく半年以上食事制限をしてきたから、グルコサミンとコラーゲンが足りなくなってしまったんだろう。そう自分に言い聞かす。

股関節の調子も悪くなってきた。早く歩けない。痛くて地面に足を強くつけない、踏ん張れない。漢方クリニックに行くとき、地下の銀座駅から地上へ出るまでの階段がきつくなってきた。手すりにつかまりながら登る。途中で休まないと、息が続かない。

喉が詰まるようになってきた。掛川医師が言った通り、水分を飲むと気道に入ってむせる。水分を飲むときはゴクゴクと続けて飲めなくなった。ひと口ずつ、ゴクリ、確認、ゴクリ、確認って感じだ。

何もしていないとき、いきなりヒュッと気道が閉じて、呼吸ができなくなることもしばしばだ。寝ているときによくそれは起こった。そういうときは慌てずに身体を起こし、胸に手を当てて心を落ち着かせて気道が開くのを待つ。落ち着いていれば数秒で気道は開いた。そしてまた寝る。

喉の奥がぐぐーっとせり上がってくる感じで、空気の通り道が狭くなるときもある。そういうときは集中して息を通さなきゃならなくなった。呼吸をするのも一苦労だ。

毎日が谷底にいる気分だった。でも、谷底じゃないと見えない景色があった。僕は今まで自分の力で人生を切り開いてきたと思っていたし、自認してきた。でも、谷底から見ると、それは違った。僕は1人じゃなかった。僕には家族がいた。友だちがいた。仲間がいた。気遣ってくれる多くの人たちがいた。僕は今までそんなこともに気づかずに、自分の力で生きてきたと思い込んでいた。そういう自分が恥ずかしい。みんなの気持ちを受け取っていなかった自分は、なんて小さい人間だったんだろう。

僕は自分が強い人間だと思っていたが、真実は違った。僕は弱かった。すぐに弱気になる。すぐにネガティブに巻き込まれる。すぐに死神が頭の中でしゃべりだす。弱い、本当に弱い。自分が強い人間だと思っていたのは、弱い自分を隠すために作り上げた虚像だった。僕は必死で虚像にエネルギーを投下し、虚像を強化してきた。講師もそう、心理学もそう、ボクシングもそう。それを使って弱い自分に直面しないようにしていただけなんだ。そしていつのまにか、虚像を自分自身だと思い込んでしまったのだ。虚像は弱い自分を守るための鎧でしかなかったのに。そして僕は、虚像の自分を生きていた愚か者にすぎなかった。だからがんになったのかもしれない。

僕は学んでいなかった。仕事でも講師でもボクシングでも学んでいなかった。何を学んでいなかったかというと、愛を学んでいなかったということだ。がんになって思う。人生はいろいろある。何をやってもいいし、何でもできる。何をやるとかその結果とか、そんなことは全く関係なかったんだ。結局は、つまり、それで自分をどのくらい〝愛せるようになったか？〟、周りの人をどれだけ〝愛せるようになったか？〟、それだけ、それだけなんだ。

僕は打開する方策をさらに講じた。できることは全てやるんだ。生き残るために、やれることは全てやる。

『引き寄せの法則』という本を数冊購入した。引き寄せ、という言葉は以前から知っていたし、そのようなものがあるかもしれないということは何となく思っていた。よし、〝がんが治る〟という状態を引き寄せるんだ。僕は引き寄せ関連の本を含めて何度も読み返した。

本には「意図を明確に持つ」と書いてあった。

意図？　意図なら明確に持ってるぞ。僕は治る。絶対に治る。この戦い、負けるわけにはいかない。治るしかないんだ。そう思っていたし、強い意図を持っていたはず。しかし体調はどんどん悪くなる。これはいったいどういうことなんだろう？　まだ足りないのか？　もっと意図を強く、強く持つんだ。

4月になった。ついにあれから7カ月経った。とりあえず、7カ月生きている。治ってはいない。昨晩は胸が重く、苦しくなったが、身体を起こすと楽になった。ネガティブな思いに心が囚われる。朝方は特にそうだ。でも信じるんだ。それを超えて行く力が自分にあることを。

しかし、本当にトコトン、ギリギリのところまで追い込んでくれるよなぁ。これも自分にとって大切な経験かもしれないけれど、正直キツイ。僕に耐えられるんだろうか？　すぐに弱音を吐きたくなる。でも吐く相手がいない。余計なことを言って妻や家族に心配かけられない。弱音を吐く相手がいないということも、いいことなのかもしれない。言葉に出さずにいられるから。

あと、どのくらい生きられるのか？

本当に治るのか？

がんは治ってきているのか、それとも広がっているのか？

誰か、教えてほしい。

4月に入って、ボクシングの教え子の1人、長嶺選手が前日本チャンピオンの土屋選手と一緒に会いに来てくれた。僕たちは駅で合流し、近くにあるスターバックスに入った。

長嶺選手は、僕が休んでいる間に強敵を連破し、日本ランキング1位にまで登り詰めていた。タイトルマッチも間近だろう。土屋選手は1カ月前まで日本王者だったボクシング界では有名な選手。2人は僕の病状を心配して聞いた。

「刀根さん、体調はどうっすか？」

「ああ、まあまあかな」

「痩せましたね」

「うん、9キロくらい落ちたかな。今はバンタム級（52・1〜53・5キロ）だな。減量しないでバンタムになっちゃったよ」嗄れた声でそう言ったものの、すぐにゲホゲホと咳き込む。吐き出した痰は血で染まっていた。

「大丈夫っすか？」

「大丈夫。僕は治るから。僕は自分が治るって確信してるんだ。2人とも、引き寄せって知ってるかい？」僕は本で読んだことをさっそく説明しようとした。

「いえ、わからないです」長嶺選手が答えた。

「実はね、こうやって目に見える机とかコップとかも全部素粒子からできてるんだ」

「素粒子っすか？」土屋選手が不思議そうにコップを見た。

「そう。素粒子。このコップもすっごく小さなものまで見える顕微鏡で見ていくと、最後は原子になって、さらに見ていくと、もっと小さい素粒子になるんだ」

「なんだか昔、理科で習ったことある気がします」真面目に長嶺選手が答える。

「そんでね、よく見るとね、その素粒子ってくっついてるんじゃなくて、間があいてるんだ。隙間があるんだよ。だから実は物質ってスカスカの空間だらけなんだよ。これは量子力学ではもう普通のことなんだ」

「スカスカっすか？」２人とも不思議そうにコップを見た。

「そう。それとね、面白いことに素粒子ってのはね、現れたり消えたりしてるんだ。ぱっと出てきて、ぱっと消える。だからそういう視点で見るとね、このコップはないんだよ」

「……？」

「それとね、素粒子って観察する人の意志を反映するんだよ。観察する人がこっちに出ると思うとそっちに出る。消えるって思うと、消える」

「はぁ？」

「つまりね、何が言いたいのかって言うとね、僕たちのこの身体もコップと同じ素粒子でできてんじゃん。だから、自分の意図をちゃんと持てば、身体の素粒子もその意図に従うと思うんだ。だから治るって強く思えば、治るんだよ。これが自分の身体の遺伝子スイッチを、オンにするってことだと思うんだ」

「やっぱ気持ちっすよね」２人はうなずいた。

「そうそう、最後はそこだな。それと素粒子の世界はみんなつながってるから、自分の意図に合った出来事が引き寄せられてくると思うんだ。これが引き寄せってヤツかな、僕が思うに」

「なるほど。この勝負、勝つしかないっすからね」土屋選手が勝負師の目になって、力強く言った。

「そう、負けは許されない。だから治るって強い意図を持つんだ。勝つしかないから」

2人は別れ際に「刀根さんは、絶対に治ると思います」と言った。

そう、絶対に治るんだ。勝つしか道はないんだ。

19　死の覚悟

数日後の4月12日。妻と新宿御苑に花見に出かけた。

電車を乗り継ぎ、新宿御苑前で降りる。地下から地上へ出る階段が辛い。100メートル歩くと、息が切れた。でも、横に妻がいる。妻は僕の手を取ると、優しく引いてくれた。

目の前に広がる満開の桜。〝今、ここ〟で命の輝きと喜びを全身で表していた。

きれいだ。本当にきれい。ここに来てよかった。いや、ここに来られてよかった。

今年の桜を見ることはできないかもしれないと何度思ったことだろう。でも、来られた、見られたんだ。

ピンクに咲き乱れる桜の花が僕を祝福しているようだった。

よし、来年も来るぞ、ここに。新宿御苑に桜を見に来る。必ず来るんだ。僕は歩く妻の横顔を見ながら心に誓った。


花見から帰って数日後のある朝、布団の中で強く咳をした。

バキッ、胸の真ん中でいやな音がした。瞬間、刃物で刺されたような痛みが全身に走った。

なんだ、何が起こった?

動けなかった。まるで全身が固まったように動くことができなかった。

まずい。何かが起こった……もしかして咳の衝撃で肋骨が折れたのか?

脂汗をかきながら、1時間ほど横になっていたが、なんとか身体を動かした。体勢を変えるたび、胸の真ん中に激痛が走った。薬箱から痛み止めを取り出し、口に含んで数十分、なんとか動くことができるようになった。


用事があるとき以外は、常に寝ていたくなった。

まるで胸に鉄板が入っているかのように呼吸ができなくなってきた。息が大きく吸えない。

胸の中に常に異物感があった。何か得体の知れないものがゴロゴロと詰まっている感じだ。肺は風船の塊だから基本的に軽い。その中に密度の濃い、重い塊がいくつも感じられた。身体を動かすと重い塊が体勢と一緒に動き、あきらかに何か別のものが体内で育っていることがわかった。

取りたい、切り取りたい、吐き出したい、でも、どうすることもできなかった。異物感は日ごとに大きくなっていった。

おかしいな、治るって意図してんのに。

立川のクリニックでの診察の帰り、漫画『進撃の巨人』の22巻を買った。ストーリーは大きなひと区切りを迎えていた。久しぶりにがんを忘れてワクワクした。次はどうなるんだろう？　次巻の発売日は8月だった。まじかよ、生きてるかな？　僕にはその自信はなかった。

5月になった。3人のボクシングの教え子たちが心配して訪ねて来た。

「刀根さん、大丈夫ですか？　体調はどうですか？」

「大丈夫だよ、僕治るから、心配しないで」笑いながら返した。

しかし話を始めると咳と痰が止まらなくなった。ゴホゴホと苦しそうに咳き込む僕を、教え子たちは心配そうに見ていた。

「僕はね、引き寄せってあると思うんだ」

僕は先日来てくれた長嶺選手と土屋選手にした引き寄せの話をまた始めた。もしかすると、引き寄せというものが僕にとっての最後の砦と感じていたのかもしれない。

話をしているうちに、あっという間にポケットティッシュが空になった。教え子の1人がすかさず「使ってください」と自分のポケットティッシュを渡してくれた。

「ありがとう」

ティッシュは血痰で真っ赤だった。真っ赤に染まったティッシュの山を見て、教え子たちは何も言わなかった。いや、言えなかったのかもしれない。


ある日、宅配便のお兄さんがやってきた。

「お届けものですー」

それは頼んでおいたサプリだった。

「ありがとうございます。お疲れ様です」嗄れ声で玄関に出た。

「サインお願いします」お兄さんは紙とペンを僕に渡した。

「ここですね」

僕はペンを受け取って自分の名前を書き始めた。

刀…根…っと。あれ？　ペンが止まる。

根ってどういう字だっけ？

「木」の横がどうしても思い出せない。おかしい、何十年も書いてきたのに何で思い出せないんだ。

「ちょっと待ってください」僕はごまかすと、表札を見上げた。そっか、思い出したぞ。木の右側を書いた。しかし思い出しながら書いたせいか、その字は初めて漢字を習った小学生の書いた文字のようにバランスがおかしかった。

「ありがとうございますー」お兄さんは紙を受け取ると、足早に去って行った。僕は呆然とした。自分の名前が書けなくなった！

なんだ？　何が起こってるんだ？

しばらくするとひらがなも忘れてしまった。「く」はどっちに曲がっているのかが一瞬わからなくなる。「き」がどっちにふくらんでいるのか覚えていない。いちいち思い出しながら文字を書いていたので、文章を書くのに時間がかかるようになってしまった。それ以降、なるべく文字を書くのはやめた。文字を忘れてしまった自分に直面するのが怖かった。

スマホの打ち込みも極端に遅くなった。指の動きと文字の関係を忘れてしまったのだ。

そしてやがて、動物園のナマケモノのように、全ての動きがスローになった。

5月下旬、咳をした衝撃でぎっくり腰になった。立ち上がるとき、歩くとき、何かにつかまっていないと体勢が維持できない。よろよろと30m歩くだけでひどい息切れがする。股関節は常にズキズキと痛み、坐骨は座ってもいないのにジンジンとうずいていた。胸の中は常にチクチク・ズキズキと痛み、もう深呼吸もあくびもできず、浅い呼吸しかできなくなった。声を出そうとすると声帯の横から空気がスカスカ漏れていき、息苦しくなる。したがって、単語しか話せなくなったのでジェスチャーが多くなった。

漢方クリニックに行くとき、地下鉄銀座駅から地上に出るのがかなりキツくなった。手すりにつかまりながらよろよろと階段を登り、途中で何度も休み、地上に出てからは息を数分整えないと歩けなくなった。もう、階段は無理かもしれない。弱気になった。

急に気道が閉じて呼吸困難に陥る回数も増えた。血痰がひどくなり、痰の中に血が混じるというレベルではなく、もはや赤黒い血の塊を吐き出すようになった。

右手が痺《しび》れてきた。指先が常にピリピリとしている。明らかに左手よりも右手が重く、動かしにくい。この痺れはなんなんだ？　僕は無意識に左手を使うようになった。

この頃から、肋骨の痛みで横を向いて寝られなくなった。体重は52キロ台に突入した。10キロ以上減ったことになる。歩くことも不自由になり、階段を登ることは諦め、エスカレーターを探すようになった。身体がだるくて起き上がることもおっくうになった。それは掛川医師が言っていた通りの状態だった。

5月21日の朝、右眼の上半分に黒っぽい幕が降りている。やけに視界が狭い。左手で両眼に代わる代わる手を当ててみる。右眼の視界が明らかにおかしかった。

いや、これは気のせいだ。明日になれば治ってるさ。動揺しながらも自分に言い聞かす。しかし翌日も同じように視野は狭かった。いや、前日よりどんどん狭くなっていた。まずい、本当にまずい。

慌ててスマホで調べてみる。視野欠損。緑内障の症状だった。

なんだ、緑内障か、よかった。ホッとした。しかし説明の一番下にこう書いてあった。

『脳腫瘍でも同じような症状が出る可能性があります。至急病院に行ってください』

脳腫瘍だと？　脳に転移したのか？　いや、そんなことはないだろう。きっと明日になったらよくなってるさ。しかし、よくなることはなかった。

これは何か起きている……。そろそろ調べなくちゃいけないかもしれない。

僕は肺がんの経過観察は受けていなかったが、心臓・循環器の定期健診は3カ月ごとに受けていた。そこで心臓の主治医である松井先生に話してみることにした。

「先生、お願いがあるのですが」

「何？」松井先生は愛嬌のある目をクリクリさせて言った。

「実は肺の経過観察を全然していないもんで……前の大学病院ではもう来るなって言われまして」

「ひどいね、そこ」

「ええ、まあ。で、あれから半年以上経ったので、この病院で肺のＣＴを撮ってもらうことってできますか？」

「いいよ、もちろん、お安い御用です」

「ありがとうございます！」

数日後、撮ってもらったＣＴ画像を見ながら松井先生は言った。

「画像診断医っていう人がいてね、画像を見る専門の医者なんだけど、その人のコメントによると……」

「はい」

「肺がんは以前より増殖していて、肝臓にも転移している可能性が高いって書いてある」

「肝臓もですか？」

「ええ、そう書いてありますね」

「でも、それくらいなら問題ないです。前のとこなんて、脳にも転移してるって脅されましたから」

「いや、脳も怪しいって書いてあるんだ」松井先生の声が沈んだ。

「脳も、ですか？」

「うん」

松井先生は画像診断医のレポートを印刷して僕に渡してくれた。

「これは専門のところで、ちゃんと診てもらったほうがいいよ」


5月下旬のある日、長男と次男を呼んだ。

「知っての通り父さんは肺がんステージ4だ。1年生存率は3割って言われてから9カ月経った。頑張っているけど、今年の冬、父さんはいないない可能性が高い」

長男も次男も僕の目を見つめ返した。

「父さんが死んだ後、母さんを頼む。2人で母さんを助けてくれ」

覚悟を決めたかのように、2人とも無言でうなずいた。

しばらくして妻が買い物から戻って来た。

「僕が死んだ後のことを話し合っておこう。僕が死んだら保険金で毎月おおよそ15万円くらいは出ると思う。子どもたちはもうすぐ社会人になるからもうちょっとの辛抱だと思う。最悪は家を売ればいい。安いアパートを借りれば当面はなんとかなるだろう。子どもたちの学費は僕の死亡保険金が200万円くらい出るから、それでなんとかなる。葬式は金がかかるから一番安いのでいい」

「うん、わかった……。でも……」

妻はうつむいた。

「いや、ひとりにしないで。ひとりになりたくない」

そう言って、泣いた。

「ごめんね」

僕も泣いた。

20 悲しみよ、こんにちは

6月2日、友人のさおりちゃんに会った。さおりちゃんは、昨年寺山心一翁先生の「スマイル・ワークショップ」で出会ったがん仲間。彼女はがんに苦しみ、がんを治していく過程で梯谷《はしがい》幸司さんというメンタルコーチが編み出した独自のメソッドのカウンセリングを学んだ。なんと、これでがんが消えた人もいるとのこと。

「私、カウンセリングの練習をしたいの。本当のがん患者の人と話したいの。タケちゃん、モニターになってくれるかな？」

「いいよ」僕は二つ返事で答えた。僕もそのカウンセリングには興味があった。

そのメソッドの考え方では、感情と臓器には密接なつながりがあるとされる。漢方の考え方と同じだ。その特定の感情に気づかずに無視しているとストレスがたまっていく。そしてたまりにたまったネガティブな感情が臓器の細胞に不調を起こし、最終的に病気になるというものだ。がんはその最たるもの。

喫茶店で席に座ると、さおりちゃんは聞いた。

「がんになった原因は自分では何だと思う？」

「うん、怒りかな……」僕は銀座でサラ先生に言ったことを繰り返した。

「何の怒り？」

「社会とか、政治とか……なんかそんなものに、すごく腹を立ててたんだ。自分でも何やってたんだろうって思う」

「そうなんだ……でもね、怒りは肝臓に影響があるって言われているんだけど、がんになったの確か肺……だよね」

「肺ってなんの感情を表すの？」

「肺はね、悲しみ」

「悲しみ？」そういえば、サラ先生にも同じことを言われていた。

悲しみか……ピンと来ない。怒りならわかる。テレビや新聞で政治や国際情勢の記事を見るたびに怒りを感じて、ブツブツと独り言を言っていたから。

「おかしいなぁ、悲しみか」

「じゃあ、怒りを感じてた人、いる？　身近に」

「うん、父親だな」

「お父さんか、じゃあ、お父さんについて聞いていくね、いい？」さおりちゃんは、質問シートに目を落とした。

「いいよ」

父は、今では世界に名だたる自動車会社で、当時最年少の販売店支店長になった人物だ。その後その会社を辞め、今度は世界的な総合電機メーカーに転職し、転職組にもかかわらず支社長、役員にまで昇りつめた経歴を持つ。いわゆる社会的、組織的に成功した人物だ。

「お父さんに何を隠していましたか？」さおりちゃんが聞いた。

「そうだね、怒っていたことかな」

そう、僕には反抗期ってものがなかった。怒りを隠していた。

「なんで怒ってたの？」

「うーん、もっと無条件に認めてほしいって、思ってたのかもしれない。いつも条件がついてたんだ。これができたらとか、ここまで来たら、とか。とにかく無条件に褒めてもらったことはないね。僕にしてみると、いつもケチをつけられてたというか、ダメ出しをされていたというか」

今思うと、父はそうやって自分を追い込むことで成功したんだと思う。だからそれを、子どもの僕にも叩き込もうとしたんだろう。おかげで僕はキッチリ仕事をしたり努力をする人間になったし、その結果、仕事を評価されたことも多かったのかもしれない。

「厳しい人だったんだね」

「うん、そりゃもう。褒めてもらった記憶はないな」

「褒めてほしかったの？」

「そうかもしれない」

「じゃあ、次の質問。お父さんにどんな抵抗してた？」

「抵抗か……そうだね、なるべく距離を取る。近づかない。そんで本音を言わない」

「なんで距離を取って、本音を言わないの？」

「傷つくからだよ」

「そうなんだ」

「うん、まず僕が何を言っても、そのまま受け取ってもらえた記憶がない。いつも否定され、ケチをつけられ、足りないところを指摘されるから、傷ついていたんだね。傷つくくらいなら、近づかないほうがいいじゃない。いやな気分にならないから。とにかく親父は合格基準が高くって、ダメ出しの連続だったんだ」

「じゃあ、お父さんにやってあげようと思ってることで、何をやっていない？」

「んー、愛してるよって言ってないな」

「お父さんのこと、愛してるの？」

「たぶん、そうだと思うけど、よくわからない」

「じゃあ、お父さんにやってはいけないと思っていることで、何をやってしまっていた？」

「会話しない、距離を取る、かな」

「お父さんに、言わねばと思っていることで、言っていないことは何？」

「ありがとう、かな」

「その気持ちはあるんだ」

「うん、感謝はしてるんだけど、言う気にならない。というか、そういうシチュエーションにならない。まあやっぱり親父がいるから今の僕がいることは間違いないし、いろいろ言われたことで、役に立ってることもたくさんあるし。でも言えないし、言う気にもならない」

さおりちゃんは、シートに目を落とした。

「お父さんとのやり取りの中で、何を諦めてしまっていましたか？」

「近づくこと、かな」

「お父さんとのやり取りの中で、何を我慢してしまっていましたか？」

「親しいやり取り、かな」

「もっと親しいやり取りを、したかったんだ」

「そうだね、うん、そう。もっといろいろ話をしたいって思ったこともあるけど、無理だった」

「お父さんが決めたルールで、よく言われていたことはある？」

「我慢しなさい、努力しなさい、頑張りなさいっていつも言われてたし、周囲に合わせなさい、相手が期待する以上のことをやりなさいとか、集合時間の15分前には行きなさいとか、そうしないと社会では生き残れないとか、他にも男らしくしなさいとか、泣くなとか、そんなことも言われてた。それが僕にもしみ込んじゃったと思う」

他にもきちんとやりなさい、ちゃんとしなさい、コツコツやりなさい、間違わないようにしなさい、注意深くやりなさい、人に迷惑をかけてはいけません、約束は絶対に守りなさい、最善の努力をしなさい、とにかく勉強しなさい、周りの人から可愛がられなさい、など気がつかないうちに僕にしみ込んでいた山のような父のルールを思い出した。

「お父さんに言われた、こうあるべき、こうあってはならないという基準で、今も使っている基準はありますか？」

「完全、完璧でなければならない、かな」

「それ、どう感じる？」

「苦しいね、完璧であることなんて無理なのに、それを自分に課してる感じかな。だからいつも自分にダメ出ししてる気分」

そうだ、失敗してはいけない、間違ってはいけないし、負けてはいけない。もちろん泣いてはいけない、やるなら完璧にしなければならない。それが僕だった。

「そうなんだ……それは苦しいね」

「うん、まあね」

「それ、お父さんにちゃんと言ったことある？」

「それって？」

「苦しかったってこと。いやだったってこと」

「あるわけないじゃん」

「じゃあ、ちゃんと言葉に出して言って」

「え？　ここで？」

「違うよ。お父さん本人に会って、ちゃんと伝えるの」

「……」

全身が固まった。想像するだけで緊張感で身体が熱くなる。

「そう、直接言ってほしいの。自分の中にある感情を相手に全部伝えることが大事なの。とにかく、自分の中の感情を全部外に出すのよ。そうすると、病気の元になったエネルギーが、身体から出ていくの」

父に直接これを話し、この感情を手放す必要がある……。

オー・マイ・ガッ！

なんてことだ。絶対に言いたくない、言えない。

「それから、これも必ず言ってね」

「何？」

「私は前に進むために、あなたを許しますって」

マジか。むむ……どうしよう。絶対にできない、絶対にやりたくない……。

「これは宿題ね」さおりちゃんはニコッと笑った。

「うん、まあ」

僕はそう答えたが、それをやるつもりなど毛頭なかった。

帰りの電車の中、窓を走る景色を眺めながら、僕はさおりちゃんとの会話を振り返っていた。すると心の奥深いところから、いろいろな想いが湧きあがって来た。

なんであんなに父のことが出てきたんだろう？

なんで母じゃなくて、父なんだろう？

なんで僕はこんなに父にこだわっているんだろう⁉

それは雲間の輝きのようなひらめきだった。

そうか、僕は父に愛してもらいたかったのか！

僕は怒りの下にある悲しみに気づいた。怒りは悲しみを感じなくするためのカモフラージュだったのだ。

子どもの僕は、父に愛してもらおうと頑張った。一生懸命頑張った。僕は愛してほしかった。ただ単に、愛してほしかった。ひと言「愛してるよ」「大好きだよ」「そのままのお前でいいんだよ」、そう言ってほしかった。

だからこそ、愛されるために無理をして、背伸びをして、自分以外の何者かに必死でなろうとしていたんだ。でも、いつもダメ出しをされ、いつの日かそれを諦めた。

ダメな自分、弱く臆病な自分、足りない自分、不完全な自分、ビビりな自分、そういう自分を心の隅に追いやり、蓋をして『なかったこと』にしていた。感じないようにしていた。こんなの僕じゃない。僕はもっと強いんだ、僕はもっと大きいんだ。

僕は1人で生きていくんだ。もうあんなヤツの言うことなんて聞かないぞ。あんな父親になんて、なるもんか！

そうやって心の中から父親を排除し、弱い自分を感じないようにするために、怒りというエネルギーを使って、強くエネルギッシュで自信満々な自分を、作り上げていた。

行動、行動、Do,Do,Do! 格闘技で身体を鍛え、心理学の知識を蓄え、仕事でも様々な評価や成果や結果を手に入れた。僕はいつも勝者であり、優越者であり、上から見下ろす存在でいたかった。

さおりちゃんは言っていた。肺の臓器の感情は『悲しみ』だと。

そうなんだ、僕は、悲しかったんだ！

21　完敗……そして……

6月6日。立川のクリニックのドクターに頼んで書いてもらった紹介状を手に、妻と2人で東大病院の呼吸器科へ向かった。内科でなく、外科だった。訪ね先は浜田先生という医師だった。

浜田先生は、がんが転移して真っ白になった肺のCT画面を見ながら言った。

「かなり進んでいます。9カ月前と比較してみても、進行は早いほうだと思います」

「早いほう、ですか……」

これまでやってきたことは何だったんだろう……。いや、でもまだなんとかなる。逆転はできるはず。

「今は新薬も認可されてきていますし、ウチでも遺伝子レベルの研究が進んできています。

大丈夫、光はあります」

おお、光はある⁉　その言葉を聞くだけでも元気が出た。

「私の専門は外科なので、呼吸器内科の信頼できる先生を紹介します」

「はい。よろしくお願いします」

「私でお力になれることがあれば、なんなりとご相談くださいね」

なんていい先生なんだろう。

帰宅すると、聞いた診断の結果もあるのか、身体がダルく耐えられなくなり、居間に横になった。

「もしかすると、ダメかもしれない」

そんな思いに囚われた。身体から力が抜けていく。絶望感に身体がもぎ取られそうになる。僕は弱いな、本当に弱い。涙が出そうになった。思わず近くにいた長男に話しかけた。

「父さん、自分のこと強いと思っていたけど、全然強くなんかないや。弱い。すっごく弱い」

長男は僕の気持ちを慮《おもんぱか》るように、少し遠慮気味に言った。

「知ってたよ」

「そっか……」知らなかったのは本人だけ、か。

「でもね……」長男が続けた。

「自分の弱さも知って、それを受け入れて初めて強くなれるんだと思う」

言うじゃないか、もう僕を越えたな、そう思った。

2日後の6月8日。僕と妻は再び東大病院を訪れた。

「井上と申します。よろしくお願いします」

年齢は30代半ばだろうか、ハキハキとした受け答えと、こちらを気遣いながら言葉を選ぶ話し方に、好感が持てる医師だった。

「昨年9月1日にがんが見つかり、既にステージ4だったのですが、いろいろ調べた結果、抗がん剤をやりたくなくて、代替医療をやってきました」

「はい、聞いております。報告も読ませていただきました」

立川の食事療法クリニックのドクターからの紹介状に、僕の詳しい経緯が書いてあったらしい。あのドクターいろいろあったけど、本当にありがたいな。

「で、いただいたCT画像の結果なのですが……」

井上先生は、CT画像を見ながら言った。

「肺がんは、かなり進んでいます」

僕と妻は顔を見合わせた。左胸にあった原発のがんは、画像上でもわかるぐらい巨大な塊になっていた。

「そうですね、大きさだけだと3センチ×4センチくらいの大きさになっています。同じくらいの大きさのものが他にも複数見受けられます」

どうりで胸の中に異物感があったわけだ。僕は手でその大きさを作ってみた。片手では作れない大きさになっていた。

「それと、以前は目立たなかった右の肺にも、数え切れない小さな転移が多く見られます。多発肺転移という状態です」

昨年のCTでは真っ黒できれいだった右胸も、満天の星空のように数え切れない白い粒々が発生していた。

「左の肺の内部のリンパも大きくなっていますね。それが左の首まで転移しています」

確かに左の首は自分で触ってもわかるほど固くふくらんでいた。井上先生は次に画面を下にスクロールして肝臓の画像を示した。

「それから、肝臓にも転移しています」

そこには色の濃くなった肝臓が写っていた。

「肝臓もですか……」

「はい、でも、これらはまだ、今すぐ命がどうこうのレベルではありません。が……」

「が……？」

「問題は脳です。あーっと、ここです」

今度は脳のCT画像をペンで指差した。

「この薄く色の付いているところに浮腫があります。左の脳です。場所は左眼の上の奥といったところでしょうか」

「浮腫？」

「ああ、すいません。腫れているということです。これだけ大きく腫れていると、相当大きい腫瘍が考えられます」

「と、いいますと？」

「浮腫が５センチ以上ありますから、少なくとも３センチくらいの腫瘍が考えられますし、もっと詳細に調べてみると、他にも脳転移があるかもしれません」

「……」

「脳は危険なところです。これだけの大きさだと、今すぐに入院しないと危険です。急に手や足が動かなくなったり、最悪、呼吸が止まることも可能性としては、あります」

呼吸が止まる？

「……」

いや、でも僕は入院はしたくない。急にそんなこと言われても……。

その気配を察したのか、井上先生は遠慮しながらも、はっきりと言った。

「……医者が１００人いるとすれば、１００人がすぐに入院を勧めるレベルです」

そんなに悪いのか……。

「入院を真剣に考えてください」

血液検査のためいったん席を外し、結果が出る30分後までに、どうするか決めることになった。

僕は診察室を出ると、待合室の天井を見上げた。

横に座った妻は、何も言わなかった。

2人の間に、無言の時間が過ぎた。

「これは、入院しなきゃだよな」ぽつり、と僕はつぶやいた。

「うん、そうだね」妻も小さな声で答えた。

2人とも言葉に詰まった。

もう……おしまい。

ふーっ。

僕は頑張った。やれることは全部やった。あれもこれも、これもあれも、全部やった。やってやって、やり尽くした。これでもかってくらい頑張った。今まで人生でこんなに頑張ったことはなかった。まさに、命がけでやってやって、やり尽くした。

それでも、ダメだった。

まさに、完敗。

完璧な、完膚《かんぷ》なきまでのKO負け。

これでもう、僕にやれることはなくなった。できることはなくなった。ゼロだ。ナッシング。

もう何もできることはない、何も考えられない。

完全に白旗です……。

神様、降参です……。

そのときだった。

目の前が急に明るくなり、呼吸がさわやかになった。圧力釜の中のような圧縮された暑苦しい高密度空間から、一気に何もない軽やかな空間に解き放たれた。

なんだ？　これ？

突然、僕は爽快感に包まれたのだ。

そうか、もう抵抗するのはやめよう。

もう握りしめるのはやめよう。

できることは何もないんだから、全てをゆだねよう。

もう、お任せしよう。

お任せするしか、ないじゃんか。

ふにゃふにゃと、身体がまるでクラゲになったように力が抜けた。

「大丈夫？」

妻が心配そうに聞く。

「うん、大丈夫」

なぜかとても清々しい気分だった。僕は今までいた世界と、全く違う世界に、するりと抜け出したのだ。

井上先生に入院することを伝えると、彼はほっとしたように言った。

「脳に関してはすぐに放射線治療を行ないます。今わかっている部分以外にも腫瘍がないかどうか調べなくてはなりません。腫瘍の大きさによって治療法が変わります。まずは脳の治療で2週間みてください。肺の治療はその後に考えます。ですので、とりあえず最低2週間は入院していただきます。そのあとは肺の状況次第でいつ退院できるかはわかりません。ベッドはいつ空くかわからないので、すぐに入院できる準備だけはしておいてください。空き次第ご連絡を差し上げますので」

その後、病院を出て帰宅した。どうやって帰ったのか、全く記憶がない。家に帰ると、たまらずに居間で横になった。だが、不思議な解放感と爽快な気分は続いていた。

これはなんだろう？
全力を尽くした爽快感？
それとも、もう何もしなくてもいいという解放感？
でも、とにかく気持ちがいい。
そっか、手放したのか。
これが〝自分〟を手放した、向こう側の世界か。
向こう側の世界って、なんて気持ちがいいんだろう。

僕は今までしがみついていた。自分のやり方、自分の気持ち、自分の恐怖、自分の人生。自分自身を握りしめていた。それを手放したんだ。だからこんなに気持ちいいんだ。

自分というちっこい存在を超えた向こう側は、なんて気持ちいいんだろう。これが大いなる存在ってやつなのか、これが「サムシング・グレート」ってやつなのか。これがゆだねるってことなのか。

僕はもう何もしません。もう何も考えません。もうじたばたしません。あとは煮るなり焼くなり、お任せします。大いなる存在よ、僕を好きなようにどこにでも連れて行ってください。僕は笑って全てを受け入れます。

口元には自然と微笑が浮かんだ。

「もう、楽しむしかないよ、父さん」そばにいた長男が言った。

そうだ、もう、楽しむしかない。

人生が僕をどこへ連れて行くのかわからないけど、楽しむことはできる。仮にあと少ししか生きる時間がなかったとしても、残りの時間を徹底的に楽しもう。

さぁー、楽しむぞー。

ワクワクしてきた。

もう、戦わなくていいんだ。

僕はいったい、今までいったい何と戦ってきたんだろう？

戦わないって、なんて楽なんだろう。


今までの僕は、ここで死んだ。

22　魂の計画

入院を決めた6月8日の夜、フェイスブックに書き込みを入れた。

実は僕は肺がんステージ4のことは、周囲の人にほとんど知らせていなかった。親しい人にしか話していなかった。

僕が肺がん、しかもステージ4と聞き、「ああーもうすぐ死ぬな、この人」みたいな目で見られたくなかったし、特別扱いされたくもなかった。

がんを治してから「いや実は肺がんステージ4だったのですが、治しましたよー」とさり気なく発表したかった。

しかしそんなことを言っていられる状況ではなくなってしまった。今、僕は限りなく絶望的な状態に置かれていた。

昨年、寺山先生のワークショップで知り合ったがん仲間が1月に他界した。10月には一緒に山登りをするほど元気だったのに、11月に脳転移が見つかり、12月に入院。放射線治療を行なったものの、1月下旬から連絡が取れなくなった。

彼女とのラインのやり取りが忘れられない。

「このライングループは私にとって光でした」

「私はもう、いいかなって思っちゃってます」

「みんなはきっと治るって信じてます」

……それきりラインが途絶えた。その約2週間後、知人を介して彼女が新たな世界に旅立ったことを知った。

なんで……なんで諦めたんだよ! 諦めちゃ、終わりじゃんか!

悔しくて、悲しくて、僕は彼女の笑顔を思い描いて、泣いた。

しかし、同じ病気を患っている僕もその可能性があると、すぐに気づいた。脳に転移したらやばい、脳転移したら生きて退院できない。しかしそれが僕の現実となってしまった。

僕の病気を知らない人にとって、次の連絡が死亡通知じゃ申し訳ない。せめて現状だけでも伝えよう。

「皆様にご報告があります。

昨年9月1日に肺がんが見つかり、しかもそれがいきなりステージ4でした。当時の最新の薬は効かず、従来の抗がん剤しか方法がないと言われたのでそれを断り、食事を中心とした代替医療をやってきました。

自分的にはまあまあ体調はよいかと感じてたのですが、最近ちょっと息苦しかったりしたこともあり、先月久々にCTを撮ってみたら脳に腫瘍が見つかりました。

肺がんも進行していたようですが、ドクターからは肺よりも待ったなしの状態で、すぐに放射線治療をするべきとのことでした。

おそらく来週中には入院治療に入ると思います。病院は東大病院です。

フェイスブックでは治ってから完治の報告を皆様にしようと思っていたのですが、ちょっと先になりそうなので、とりあえず中間報告という形にしました。

いきなりのことで皆様にはご心配をかけると思いますが、僕としてはここからが本領発揮のいい機会になるのではないかと思っています。ここからの逆転V字復活をご期待ください。

ただし、僕はがんとは戦いません。がんも自分の身体の一部ですからね。役目を終えて静かに消えていってもらえばいいと思っています」

すると、あっという間にコメントが入り始めた。疎遠になっていた人たちからも、どんどんコメントが入ってくる。

「刀根先生、大変ショックです。先生のおかげで心理学は私のスキルの一つになり、現在キャリアコンサルタントをしていますが、大変役に立っています。必ず回復してください。退院したら会いに行きます！」

「とにかく完治を祈ることしかできませんが、現状と向き合う刀根さんの心意気がよき方向に向かうことを祈念いたします。朗報お待ちしております」

「無理せず、本当にキツイときはいつでも言ってください。古い仲ですから（笑）、何か力になれますよ！」

そして、寺山先生からも入っていた。

「報告をありがとうございました。とてもよい機会です。本領を発揮されますことを祈っています。脳に腫瘍とのこと、膿で血液が汚れ、ストレスを与え続けたのでしょうね。いよいよ本領を発揮して、真剣に癒しのことを感じてくださいね。がんは治る病気です。今の医療では、とても難しい病気だといわれています。治る方法は、とても簡単です。頭の中を空・無にできるかにかかっています。全てを腑に落とすことです。成功を祈ります。寺山心一翁」

コメントの数は100を超えていた。

こんなにもたくさんの人が心配してくれているということを、僕は思いもしなかった。

全くの予想外だった。コメントの一つひとつを読み、相手の顔を思い浮かべる。思い起こすみんなの顔はなぜか笑顔だった。ありがとう、ありがとう、みんな、ありがとう。読みながら手を合わせた。

僕は全てを1人で背負い、1人で戦わなければならないと思っていたのかもしれない。僕は今までいったい何に対して意地を張っていたのだろうか。もっと早く『助けて』と言えばよかったんだ。もっと早く『苦しい』って言えばよかったんだ。プライド？　そんなプライドなんてクソだ。カッコつけて何になるっていうんだ。プライドなんて捨てよう。もっと素直になろう。

ふと見ると、メッセンジャーにメールが入っていた。

「刀根君に会いたいです。近日中に会っていただけますか？」

それは20年以上会っていない友人、フジコさんからだった。

僕は翌日、入院に備えて中野の健保協会に『限度額適用認定証』をもらいに行く予定だった。すぐに返信をした。

「明日、午後に中野へ行く用事がありますが、その後なら時間が取れます」

「会いましょう！　私は吉祥寺です」フジコさんは中野のすぐ近く、吉祥寺に住んでいるようだった。

「時間がわかったら連絡しますね」

「そうしてください。必ずだよ。がんという病気はものすごいギフトだと私は受け取っています。刀根君のこと、慰めたいとかそんなんではないの。でも、なぜそれを選択したのか、そこに寄り添いたい、奇跡に立ち会いたいです。病気は、医者にもセラピストにも治せないと思います。なぜなら、そこに意味があるから。そこまでして、魂からのメッセージを受け取ろうとしてる、刀根君の力になりたいです」

翌日、2017年6月9日。

僕は中野の健保協会で『限度額適用認定証』の申請を終えると、中野駅改札でフジコさんと待ち合わせた。

24年前、自己啓発系のセミナーで知り合ったときの彼女は、全身黒ずくめの衣装を身にまとい、鋭い眼光と本質を突く言葉で、皆に恐れられている存在だった。その後、彼女が結婚してから一度会ったきり、フェイスブックだけのつながりになっていた。

「刀根くーん！」

手を振りながら歩いてきた彼女は20数年前とは全く違っていた。以前のカミソリのような鋭さはなく、洋服も白とピンクを基調とした温かくて柔らかなものになっていた。

喫茶店に入るとフジコさんは言った。

「刀根君の記事読んで、これは私だと思ったの」

そして僕の目をじっと見て言った。

「あなたは、私なの……」

その言葉を聞いた瞬間、僕の胸の奥から熱いものがせり上がってきて、涙がどっとあふれ出した。

「泣きたかったんだね」

彼女は慈母のような眼差しで言った。

決壊したダムのように涙がとめどなくあふれ出していた。まるで迷子の子どもが母親に抱かれ、安心して流す涙のようだった。僕は泣いた。人目もはばからず、しゃくりあげ、とことん、泣いた。

少し落ち着いた頃を見計らって、フジコさんは言った。

「どういうことが起こってるか、わかる？」

どういうことって、がんのステージ４ってことで……。

「いや、よくわからないけど……」

フジコさんは僕の目をまじまじと見つめて言った。

「これはマスターレベルのことなのよ」

「マスター……？」

「そう。でなければ、こんなことは起こらない。いきなりステージ４とか、脳転移で緊急入院とか、そういうこと」

いわゆるスピリチュアルという世界では、魂が成長するために様々な課題を自分に課すと言われている。そのなかで最高難度、一番ハードなヤツが、マスターレベル。

だからこんなにハードなのか……。

フジコさんは言葉を区切るように、ゆっくりと言った。

「これはね、刀根君が自分で決めて、自分で起こしていることなのよ」

え?

これが?

自分で決めて、自分で起こしている?

もしかして……これは……。

僕の……僕の、「魂の計画」ってこと?

『魂』は人生の青写真を描いて生まれてくるという。今生で体験する重要な出来事や大切な人との出会い、それら全ては生まれる前に計画してくるというのだ。ということは、今回の僕の肺がんステージ4もフジコさんの言う通り、僕の計画だったということになる。

瞬間、僕の中で全ての出来事が一つの線上につながった。

そうか、わかったぞ。

なぜ、いきなり肺がんステージ４だったのか。

なぜ、他でもない僕だったのか。

なぜ、全力で立ち向かったのに、跳ね返されたのか。

そうか！　そうか！　だからか！

肺がんステージ４は、僕の魂の計画だったんだ！


次の瞬間、心の深いところから声が聞こえた。

「自分で作った計画なんだから、越えられるんじゃね？　越えられない計画は、作らないでしょ」


別れ際、フジコさんは言った。

「今日は会ってくれてありがとう。私の知っているヒーラーで河野さんという伊勢に住んでいる人がいるの。本物のヒーラーよ」

「そうなんだ。本物なんだ」

「うん。時々東京に出てきてるみたいだから、退院したらヒーリングしてもらったら？　すごくいいと思うし、刀根君には必要だと思う」

「ありがとうございます。退院したら、行ってみますね」

でも、そのとき僕は退院するイメージは持てなかった。

23 悲しみよ、さようなら

翌日の6月10日には、以前から母と会う約束が入っていた。

さおりちゃんの宿題が僕の脳裏に引っかかっていた。本当は父と話なんてしたくなかった。父に本当のことなんて言いたくなかった。でも、入院したらそのまま退院できないかもしれない。入院したらどうなるかわからない。ゆっくり話なんてする機会は、もうないかもしれない。

言うしかない。

やるしかない。

やるなら、明日しかない。父にも来てもらおう。

僕は覚悟を決めた。

中野から帰った晩、僕は実家に電話を入れた。

「明日、お父さんにも来てほしいんだけど」

「ちょっと待ってね」

パタパタと足音が遠ざかり、しばらくすると足音が戻ってきた。

「うん、お父さんも行くって言ってる」

「ありがとう」

僕は長男も同行させることにした。おそらく父親としての時間は少ないだろう。ならば僕がボロボロになる姿を、僕の情けない姿を、ありのままの姿を見せることが、今の僕にできる最後のことだった。

6月10日、僕は長男と2人で、待ち合わせた喫茶店に向かった。

しばらくすると両親がやってきた。

「大丈夫？」母は心配のあまり白髪が多くなっていた。

「痩せたな」父も心配そうに僕を見ていた。

「今日は来てくれてありがとう。今日はね、入院前にぜひ話しておきたいことがあるんだ。父さんに」

父は緊張気味にうなずいた。

「実はね、この前カウンセリングを受けて、自分の感情を外に出すことが必要だってアドバイスされたんだ。僕の話を聞いていろいろ反論したり、それは違う、とか言いたくなることもあると思うけど、最後まで黙って聞いてほしいんだ」

「わかった」

「実はね、僕は、父さんからずーっと認められてないって感じてたんだ。褒めてもらった記憶がない」

「……」

「いつもああしなさいとか、こうしなさいとか、ここがダメだ、これが足りない、まだまだ、まだまだって言われ続けて、すごく苦しかったんだよ」

「そうなのか」

「でもね、お父さんはそれがあなたにとっていいと思って……」

横にいた母が父を気遣うように言った。

「うん、それはわかってる。でも今日は僕の気持ちを外に出すことが大事なんだ。だから最後まで黙って聞いてほしいんだ」

僕は話を続けた。

「僕は、いろいろ強制されて、本当にイヤだったんだ。あれしろ、これしろ、あれするな、これするなって」

子どもの頃の記憶が鮮明に蘇ってきた。

「小学生のとき、父さんに通知表を見せるのは本当にイヤだった。なんだこれは、ちゃんと勉強してんのかって言われることがわかってた。こんな成績じゃちゃんとした職業につけないって言われたし、これがダメ、あれがダメって……。ま、確かに体育以外は3ばっかだったから仕方なかったかもしれないけど、でも死刑台に向かう囚人の気分だった」

父は、無言で話を聞いてる。横にいる母が、心配そうにうなずく。

「今でも覚えてるけど、小学1年生の夏休み、宿題ができていないからって、『マジンガーZ』の最終回を見せてもらえなかった。〝宿題を終わらせてからにしなさい〟って。説明したのに聞き入れてもらえなかった。たった30分だよ、30分。宿題、必死で頑張ったけど間に合わなかった。ほんとに毎週楽しみに見ていたのに、結局、最終回が見られなかった。本当に悲しかった。あの当時は再放送なんてなかったから、見ることはできなかった。あれから40年以上経ってるけど、結局見てない。これは一生忘れられない。絶対に忘れない」

「それは、すまなかった」

父は小さくつぶやいた。

「他にも小学校6年生のとき、持ってたマンガを手塚治虫以外全部捨てられたこと。小遣いを貯めて買い集めたマンガも全部捨てられた。ある日家に帰ったらマンガがなくて、本棚がスッカラカンになってた。あの空っぽの本棚は一生忘れられない。他にもテレビを押入れに隠されたこと。あの日学校から帰ってみたら、テレビ台しかなかった。テレビが消えてた。ショックだった。何が起こったんだと思った。おかげで見ていた番組の続きが全部見れなかった。学校の成績でも、習ってた剣道でも、褒めてもらった記憶が一つも、1

回もない」

僕の心の奥底に住んでいる小さな子どもが声をあげていた。


お父さんはどうして僕を愛してくれないの？

僕はそんなにダメな子なの？

テストの点が悪いから？

落ち着きがないから？

学校で叱られてばかりだから？

忘れ物が多いから？


父はうつむきながら言った。

「そんなに褒めてほしかったのか。でも、私も親父から褒めてもらった記憶はないけどな……」

父は言った。確かに祖父も厳しい人だった。

「まあ、時代的なものもあるかもしれないけど、これは僕の気持ちの話。まあ、僕もカウンセリング受けて初めて気づいたんだけどね。僕はね……」

熱いものが胸の奥からせり上がってきて、言葉に詰まった。

「『大好きだよ』って言ってほしかったんだ」

口にしたとたん、涙があふれた。

父が驚いて顔を上げ、僕を見た。

「ひと言でいいから〝お前は俺の自慢の息子だ〟って言ってほしかったんだ。それだけ、それだけだったんだよ」

もう声にならなかった。

頭をよしよしってしてほしかったんだよ。

ぎゅっと抱きしめてほしかったんだよ。

褒めてほしかったんだよ。

認めてほしかったんだよ。

なんでかって？

……そう、僕は……。

父が……お父さんが、大好きだったんだよ！

父を大好きだった無邪気なときの気持ちがよみがえってきた。

そう、小さな僕は、お父さんが大好きだったんだよ！

だから、だから、お父さんに褒めてもらえなくて、認めてもらえなくて、悲しかったんだよ！

深い心の中に隠されていた気持ちが、渦を巻いて噴き出していた。

僕はぐちゃぐちゃになった。嗚咽《おえつ》で肺が苦しくなった。涙で父の顔が見えなくなった。涙が喉に入り、むせて咳が止まらなくなった。横から長男がティッシュを渡してくれた。

「ただ、ただ、愛しているよ、そのままでいいよってひと言でいいから、言ってほしかっただけなんだよ」言葉に詰まりながら、やっとのことで僕は言った。

父は僕の目を見て言った。

「健のことはもちろん、愛しているに決まってるじゃないか。そんなこと聞かれるまでもない。今回だって……」

そこで父は、言葉を詰まらせた。

「私が身代わりになりたいって、何度思ったことか……」

父の目が赤く染まった。初めて見た父の涙だった。母も横で泣いていた。

そっか、僕は、愛されていたんだ……。

暖かいものが胸に流れ込んできた。

父は目を赤く染めながら言った。

「認めてたんだよ。仕事だってなんだって、ほんとに認めてたんだ。たいしたもんだ、っていつも母さんと話していたんだよ」

「そうなんだ……今日は話を聞いてくれてありがとう、本当にありがとう」

最後に僕は言った。

「僕は父さんを許します。僕が前に進むために」

父だって反論したいこともあっただろう。

それは勘違いだよ、と言いたいこともあっただろう。

しかし、父は何も言わなかった。最後までひと言も反論しなかった。

僕を全て受け止めてくれた。


帰っていく2人の背中を見ながら感じた。

出ていった……。

何かとてつもなく重く、苦しく、痛いものが、身体から出ていった。

そして、その空っぽになった空間に、暖かいものが流れ込んでいた。胸が、身体が、信じられないくらいに軽かった。


これか……。

これが、さおりちゃんの言っていた病気の元になった感情を外に出すってことなんだ。

そして再び、心の奥深くから声が聞こえてきた。

「うん、僕は治るな。もう治るしかないじゃん」

24 過去生

両親と会った晩のことだった。メッセンジャーにまたメールが入った。

「もしよかったら、明日お会いできませんか？」

それは恵子さんという人からだった。

彼女は人にはない特殊な能力を持っていた。過去生が見えるのだ。

過去生とは、今の人生の前の別の人生。僕は以前、スピリチュアルなことに興味を持ったとき、何度か彼女に過去生をみてもらったことがあった。翌日の11日、ちょうど予定が空いていた。僕たちは両親と会った喫茶店で会う約束をした。

「こんにちは。体調はどう？」

恵子さんはちょっと遠慮気味に話しかけてきた。

僕は彼女を信頼していた。彼女が過去生が見えるようになる前からの知り合いだったから、なおさら彼女の話は信憑性《しんぴょうせい》が高かった。彼女いわく、人と話しているとその人の洋服が変わっていき、顔つきが変わり、そして次の瞬間、過去生がいくつもダウンロードされてしまうらしい。

この能力が突然発現したとき、頭が狂ったのかと思ったのだそうだ。今ではスイッチのオンとオフを自分でコントロールできるようになったとのこと。

彼女のこの能力を知る人はほとんどいない。あまり人に知られたくないのだそうだ。もちろん、これでお金を稼いでいるわけでもない。

彼女は過去生の映像を見ながら話をするので、その内容はものすごく細かい。洋服の色やデザイン、着けているアクセサリー、家の様子や部屋の間取り、どんな家具があり、どのくらい使い込まれているかとか、あるいは町の様子や周りの人々の雰囲気など、見えているとしか思えないほどの詳細さだ。

住んでいる都市のおおよその場所、おおよその時代、そのときの政治状況など、あるいはその中でどんな仕事をし、どんな出来事に巻き込まれ、どんなふうに死んだか。全て話してくれる。

恵子さんによると、僕の過去生はおおまかに二つのパターンに集約される。なぜかほとんどが男性として生きているらしい。

一つは金と女を追いかけて、あっけなく死ぬパターン。

もう一つは、政治的あるいは宗教的なリーダーになるというパターン。でもこちらも反体制側の勢力なので、ほぼ全て、捕まって殺されている。

「刀根君の今回の目標は長生きすることだって、魂的には計画を立ててるはずなんだけどね……」

僕は前日の父との話をした。

「そう……それはよかったわ」恵子さんはそう言うと目頭を押さえた。

実は僕と父は今回の人生が初めてじゃなかった。以前、恵子さんにも言われていた。

「刀根君、あなたはお父さんとかなり関係が深いわ」

「どういう関係？　まさか、ソウルメイトじゃないよね」

ソウルメイトとは、運命の人、恋人みたいなものだ。そんなこと、ありえなかった。

「ううん、違うわ。あなたは今までほぼ全ての人生で殺されてきたんだけど……」

知っていても、そう言われるといい気はしない。

「それをやったのはお父さんなの」

「え？」

いや、なるほど。いわゆる宿敵ってヤツなのか。それならわかる、すごくわかる。

「刀根君はほとんど１００％、いつも反体制側。王政に逆らう野盗とか、キリスト教の異端とかそういうのばっかり。なんでそんなにいつも同じことばかり繰り返すんだろうって思うほど、捕まって殺されてる。それでね、そんな刀根君を捕まえる人が、いつもお父さんなのよ」

なるほど、だから水と油みたいなんだ。

「でもね、お父さんは悪い人じゃない。彼は社会の秩序を守る人なのよ。社会の平和のために働いている人なの」

確かにそうだ。父は常に社会に適応するように、子どもの頃から口をすっぱくして僕を仕込もうとしてきた。

「でも、刀根君は反対なの。いつも社会からはみ出していく。なぜか反体制側に引かれていく。そして暴れる。それが社会の秩序を乱すことになるのよ。お父さんはそれを取り締まるために政府や教会から派遣されてくる司令官なの」

父の厳格な基準の深い理由がわかったような気がした。

「ほとんど、お父さんは刀根君を捕まえた後、やり直す気がないか、改心する気がないか、しつこく聞いてる。彼も殺したくないの。でも、あなたは頑固。絶対に首を縦に振らない。だからしょうがなく処刑されるの。典型的なのはあなたがカタリ派の修道士だった13世紀の頃ね」

そのときの僕はカタリ派という異端キリスト教の完徳者（ペルフェクティ）という修道士だったようだ。僕の特徴的な姿を見て、恵子さんが図書館で突き止めてくれた。

完徳者とはカタリ派の思想をその生き方に体現する人として、財産や物質、地位などから離れて禁欲的、ストイックな生活を送る人のこと。今の僕がストイックな生き方に引かれるのも、そういう理由があるのかもしれない。

しかしカトリック教会がカタリ派を異端と認定して十字軍を派遣、完徳者をはじめカタリ派を片っ端から捕まえて処刑し、皆殺し、根絶やしにした。

僕はその中の1人だったようだ。僕を慕う人たちと一緒に逃亡しながらゴツゴツした岩肌の露出する山の中をさ迷っていたが、ついに追っ手に捕まった。追っ手の司令官は、今の父だった。彼は言った。

「教義を捨てるのだ。自分が間違っていたと認めなさい。そうすれば、君も含めて、君についてきた人たちも全員助けよう」

僕はかたくなだった。

「いやだ。私は間違っていない。間違っているのはカトリックだ。カトリックは堕落している。神はそんなことは許さない」

「そんなことを言わずに、命を取りなさい。死んでしまっては全てが終わりだ。自分が間違っていることを認めさえすれば、もう一度生きられるんだから」

「いやだ。絶対に認めない。認められない。神は私を見捨てない」

そのときの僕は、自分の教義を捨てることが怖かった。

自分が今まで言ってきたこと、やってきたことが間違っているなんて言えるか？

必死でついてきてくれた人を裏切ることになるんだぞ。

「いいや、間違ってなんかない。私は正しい」

今さら命惜しさにごめんなさいなんて言えるものか。

しかし、認めなければ皆死ぬ。

確かに命は惜しい、死ぬのは怖くないと公言してはいたが、いざとなったら怖い。でも、それよりも間違いを認めることのほうがもっと怖い。自分が間違っているなんて、認めたくない。

もういい、私は神に殉じるのだ。神に殉じ、神の王国に入るのだ。

私はみんなを道連れにして、火あぶりになってやる。

こうなったら、どうにでもなれ。


これは教義に殉じたのではなく、おそらく僕の中のちっこいエゴだ。

そして僕は火あぶりになった。僕を信じてついてきた人たちと一緒に。

木の棒にくくられ、僕の足元に積まれた薪《まき》に火がつけられる。

下から炎が身体を焼く。

痛い痛い、火が痛い。

僕の周りで火にあぶられる仲間たちの絶叫が響く。

地獄だ。

この地獄を作ったのは僕なんだ。

あまりの熱さに気を失い、身体中真っ黒に焼かれ、じゅうじゅうと水蒸気を出しながら炭になっていく僕。

そのとき、恵子さんは現場でそれを見つめていたそうだ。恵子さんはそのとき、僕の妹だったらしい。

「お父さんとわかり合えて、本当によかったね」恵子さんはそう言って、またハンカチで目を押さえた。

父との昨日の邂逅《かいこう》で、僕と父との過去生からの因縁はかなり解消されただろう。今まで抱いていた父に対する違和感、憧れと同居する憎しみが消え去っていた。

肺がんステージ４は、なんと僕の過去生も癒してくれたのだった。

25 新しい視界

2日前、フジコさんに会った日の晩のことだった。フジコさんからメールが来た。

「先ほど話をしたヒーラーの方、なんと今、こっちに来てるらしいの。私からも連絡を入れてみるから、刀根君からも入れてみて。河野修一さんという人よ」

普段なら来ていない人が、今、こっちに来ているらしいのだ。これは行けということなのかもしれない。いや、入院が決まってからのこの流れからいって、行かなければならない、僕はそう感じた。

「ありがとうございます。早速連絡を入れてみます」

僕はフェイスブックでフジコさんつながりで河野さんを見つけ、メールを入れた。

「こんばんは。初めてメールをさせていただきます。フジコさんからの紹介です。僕は今肺がんで放射線治療のために来週入院する予定です。その前に先生のセッションをぜひ受けたいと思いました。お時間は空いているでしょうか?」

「刀根さん、はじめまして。先ほどフジコさんからも連絡をいただきました。12日なら午前中が空いています」

「それではその時間にご指定の場所に伺います。よろしくお願いいたします」

恵子さんと会った翌日の12日の朝、僕は妻と2人で都営三田線の白山駅を降り、地図を見ながら約束の場所に向かった。途中100メートルほど続く長い上り坂があった。僕は上を見上げてため息をついた。これくらいの坂がとてつもなく険しく感じた。20メートル歩いては休み、また歩いては休む。妻は優しく僕のそばに寄り添ってくれた。なんとか坂を登りきって、約束のビルに入った。狭い階段を3階まで登るだけで、ひと苦労だった。

そこには茶色のフランネルシャツのよく似合う柔和な男性が待っていた。

「ご体調がすぐれない中、よくいらしてくださいました。河野と申します。階段は大丈夫だったですか？」

「大丈夫です、ありがとうございます。刀根です。妻も一緒です」

妻が一緒に会釈をした。「レイコです」

「奥様も一緒に来られたんですね。それはよかった」河野さんは嬉しそうに笑った。

僕はがんが見つかってから今回の入院までの経緯を簡単に話した。

「そうですか、それは大変だったですね」河野さんは真剣にうなずくと、こう言った。

「これから私がお話することは、刀根さんにとって聞きなれないことかもしれませんし、受け入れることが難しいかもしれません。しかし、私がヒーリングをする際、どなたにもお話をさせていただいていることです。それをお話させていただいてもよろしいですか？」

「はい、もちろんです」

「まず初めに、身体と心とを切り離すことができない以上、どんな病気にも心が関係しています。生命《いのち》には部分というものが存在しません。私たち人間は機械のように部品の集合体でできているわけではありません。機械は部品を取り替えれば直りますが、人間は全てつながっていますから、そんなことをしたら下手をすると死んでしまいます。ですから、どんな病気も全身病で、そして身体の一番弱いところに症状となって現れる、そんな考え方があります」

「なるほど、僕の場合はそれが肺だったんですね」

河野さんは微笑みながらうなずき、言った。

「身体はね、治り方を知っているのですよ」

「治り方を？」

「ええ、そうです。がんになったのは自分の細胞です。自分の細胞が変化してがんになったんです。ですから、がんも自分なんですよ。何か外からウイルスが入ってきたとか、異物が混入したとかいうことじゃなく、自分の細胞が変化したんです。がんに変化したのが自分の細胞なら、それを元に戻す方法を知っているのも自分の細胞なのです」

そういえば、同じようなことを寺山先生も言っていた。

「がんは敵ではありません」

「がんと戦うって言葉がありますけど、僕はさんざんがんと戦った結果、完敗しました」

僕は笑った。

「そう、がんは自分自身なのです。自分と戦っても勝てません。傷つくだけです」

「その通りでした」僕はうなずくしかなかった。

「自分の中に敵を作ると、その敵はどんどん強くなります。負けまいとすればするほど、強くなるのです」

きっと僕の中のがんもそうだったんだろう。いや、がんは自分の分身。僕の分身だったらすごく意地っ張りで反抗的なやつだろう。だからよけい消されるもんか、死ぬもんか、絶対に生き残ってやる、と頑張り続けるに違いない。片《かた》やがんを消してやる、絶対に生き残ってやると戦いを挑み、がんのほうも絶対に消えるものか、絶対に生き残ってやると戦いに応じていたわけだ。これじゃ身体の中が戦場になるだけだ。

「世間の多くの人は病気とは敵であり、克服すべき対象だと考えています。そして、病気になったとき、ほとんどの人が自分を犠牲者の立場に置きます。何で病気になったんだ、なんて運が悪いんだという具合に」

僕もそうだった。なんで僕なんだといつも思っていた。でもそれは魂の計画だったと今では理解していた。

「その人の生活習慣や心の状態とは全く無関係の病気など存在しません。病気という結果から見れば、犠牲者の立場を取りたくなるかもしれませんが、病気の原因から見れば、多くの場合、自分が加害者であることに気づいていないんです」

「自分が作り出しているんですね」

「そうです。自分の身体に痛みや病んだところがあるとき、そこに意識がいくことは自然なことですね。でも、そこからのアプローチの仕方は、2種類あるかもしれません。一つは病みを問題視してそれと戦い、それのみを取り去ろうとするアプローチです。もう一つは痛みや病みを意識しつつも、それを入り口にして魂の声を聞き、人生そのものに癒しをもたらそうというアプローチです。前者が局所への直接的、直線的、二元的、分析的なものに対し、後者は全体的、球体的、多次元的、直感的なものです」

「なるほど……全体的、球体的、なんか素敵ですね」

「痛みや病気は本当の自分とつながるためのガイドなんですよ。魂とより深くつながり、本当の人生を歩むための最高のチャンスなのです」

「チャンスか……」

僕は寺山先生のワークショップで引いた〝the purpose（目的）〟というカードを思い出した。がんは僕に人生の目的を教えるために生まれたのかもしれない……。少しがんが愛おしくなった。

「全体の視点で局所の現象を捉えることは大切ですね。それには視界を高くする必要があります」

「視界を高く、ですか？」

「はい、そうです。例えば家を想像してみてください。私たちは普段、1階で過ごしています。1階だから窓の外は遠くまで見えません。目の前に家でも建っていたら壁しか見えないでしょう。でもこの家にはエレベーターがあるとします」

僕はエレベーターを想像した。

「エレベーターに乗って2階に上がって、窓から外を見ると少し遠くまで見えます」

なるほど、少し遠くまで見えた。

「エレベーターはどんどん上がります。5階まで上がって外を見れば、隣の家で遮《さえぎ》られていた景色が、眼前に広がります。10階、20階、30階……さらに昇っていきます。高くなればなるほど、遠くまで見えるようになるのです」

1階では見えなかった景色が眼前に広がった。もう遠くまで見える。富士山だって見える。

「目の前の出来事で感情的に混乱した狭い視界の状態が1階です。目の前のことは少し横に置いて、2階に上がってみると、問題の向こう側が少し見えたりします。10階まで上がってみると、問題の向こう側がハッキリと見え、作り出している原因がわかったりします。30階まで上がってみると、そもそも、それが問題にすら見えなくなったりします。50階まで上がると、それは自分が成長するために、自分で作り出したものだということがわかったりするんです」

「なるほど」

やはりがんは自分でこの壁を越えるために、自分が作り出したものだったんだ。間違いない。だからこそ、僕は越えられる。僕は50階の視界から全てが見えた気がした。

「ではお話はこれくらいにして、ぼちぼち始めましょうか」

河野さんがヒーリングに集中するために、妻は1時間ほど席を外すことになった。

「ここにうつぶせになってください」

僕は施術用のベッドの上に横たわった。

「あとは、リラックスしてくださいね。寝てしまってもかまいませんから」

河野さんは微笑みながらそう言うと、部屋の照明を落として薄暗くした。

足首に河野さんが触れたことがわかった。とても軽いタッチだった。揉んだり押したりするんじゃないのかな？　山中さんの手当てヒーリングよりも軽かった。そんなことを考えているうちに、気持ちよくなって、いつの間にか寝落ちしてしまっていた。

「はい、このくらいにしましょう」

河野さんの声で目を覚ますと、あっという間に1時間が経過していた。その声に合わせたように妻が部屋に入ってきた。

部屋の照明をつけると、河野さんは言った。

「お疲れ様でした。全体的に左側のエネルギーが滞ってました」

「よくわかりますね」

そうだった。がんの原発巣も左側だし、首も左側のリンパに転移していたし、股関節も坐骨もみんな左側だった。

「脳腫瘍も左側ですね」

すごいな、わかるんだ。

「僕の身体はどんな状態でしたか？」

「そうですね、お身体はやはり病状的に弱っているところもありましたが、全体的な生命エネルギーはとても活発でした」

活発と聞いて、ちょっと嬉しかった。今度は河野さんが聞いてきた。

「ありがとうございます。これから入院されるんですよね。今、どんなご心境ですか？」

「そうですね、えーっと、なるようになるというか、任せるというか、ゆだねるというか、でもまあ大丈夫だろうっていうか、そんな気分ですね。すごく気楽です」

「サレンダーですね」

サレンダー……明け渡す…手放す…ゆだねる……これが本で読んだサレンダーってやつなのか……。

河野さんは微笑んで言葉を続けた。

「退院したらぜひ南伊勢に来てください。自然がそのまま残っているところです。自然のエネルギーを浴びて弱った身体を療養されるとよいと思います。私が小さなロッジを借りていますので、空いていれば1週間でも2週間でも好きなだけいていただいていいですよ。料金も格安にしときます」

「いいですね、行きたいです」

南伊勢か、行きたいなぁ。妻と2人で自然の中に行ってみたい。2人で緑の中を歩きたい。僕は南伊勢に呼ばれている気がした。

「今日は本当にありがとうございました」

河野さんと別れてから、ふと携帯を見ると、どこからか留守電が入っていた。さっそく折り返しかけ直す。

「お電話をいただいた刀根と申しますが……」

そこは東大病院だった。

「ああ、刀根さんですね。連絡が取れてよかった。ベッドが空きましたので、明日入院してください」

こうして翌日の13日に入院が決まった。

東大病院で井上先生に会った8日から、不思議なことに予定が向こうからどんどん入ってきた。9日にフジコさんに会い、魂の計画に気づき、10日には両親に会って悲しみを排出した。11日には恵子さんに会って過去生の癒しに気づき、12日に河野さんに会った。それはまるで神様が時間割を組んだように、僕には感じられた。

僕は根拠なく、確信をした。

「こんなことが起こっているんだ。完全に流れに乗っている。だから、間違いない。絶対に治る。僕は、死なない」

26 入院初日

6月13日の朝、入院用の荷物をまとめると、病院へ向かって自宅を出た。

居間を出るとき、ふと「ここに生きて戻ってこられるかな?」と思ったが、そんなことはすぐに忘れた。不思議なことに、不安はほとんどというか、全くなかった。僕はまるでリゾート旅行に行く気分だった。

入院にあたり僕は三つのことを決めていた。

一つ目は脳転移は放射線治療を行なうこと。もうこれは四の五の言っている場合じゃない。病院の言うことを聞こう。

二つ目はがん細胞を採取して、DNAを含め、再度、検査をしてもらうこと。昨年の大学病院の結果は山中さんの話もあり、信用していなかった。

三つ目は、病気だけど、病人にならないこと。身体は病気だけど、心は健康で行くんだ。『夜と霧』のフランクルのように、どんな過酷な状況でも、最後まで人間らしく、自分らしく、ニコニコと楽しんで生き抜こう。

僕は妻と長男の3人で東大病院の門をくぐった。入退院センターで入院の受付を済ませると、足早に指定された病棟に向かった。僕の入院する場所は13階北というところ。

エレベーターを13階で降りると、北病棟に向かい、ナースステーションで受付の女性に話しかけた。

「今日からお世話になります、刀根と申します」

「刀根さんですね、お待ちしていました。この病棟の師長をしています山越と申します」

すぐ後ろからハキハキとした声とともに、元気な女性が現れた。山越師長は僕たちの前に立ってテキパキと病棟を案内し始めた。

「刀根さんのベッドはこちらになっております」

僕のベッドは、ナースステーションのすぐ隣の部屋だった。

「ありがとうございます」

「今、刀根さんの担当看護師を呼びますね」

しばらくすると若い女性看護師がベッドにやってきた。

「はじめまして、嶋田と申します。今日から担当をさせていただきます。よろしくお願いいたします」

　とても清潔感がある、優しい感じの人だった。

「こちらこそ、よろしくお願いします」僕と妻は頭を下げた。長男が少し恥ずかしそうに笑った。

「お食事ですが、普通食と肉抜きを選べますが、どうしますか？」

「はい、肉抜きのほうで」

「食事の場所はベッドと食堂が選べますが、どちらにしますか？」

「ベッドで1人で食べるのは寂しいので、食堂にします」

　嶋田さんは一つひとつ、質問を確認すると「また来ますね」そう言って去って行った。

「よさげな人ね」妻が言った。僕はうなずいた。

　しばらくすると山越師長が昼食を運んできてくれた。トレイに載っているのは久しぶりの味がついた食事だった。しかも10カ月ぶりの白米だった。

「夕食からは食堂でご準備しますね」彼女は微笑むと、ナースステーションに帰っていった。

「久しぶりの普通のご飯だねー」妻が笑いながら言った。

「うん、まあ肉抜きだけどね。でも、すごく美味しそうな匂いがするよ。もうこうなったら選り好みしていられないね。病院にいるときは普通に食べることにするよ」

「うん、そうだね、きっとそういうことなんだと思う」妻も言った。

久しぶりの味つきの食事は、病院食という質素なものだったけど、最高に美味しかった。なんせ、塩も砂糖もコショウも全て、調味料はやめていたのだから。

しばらくして安心したのか、妻と長男は帰っていった。

夕方、嶋田看護師が書類を抱えてやってきた。

「これからの予定をお話しさせていただきます。最初の何日かは検査が中心です。明日、CTの撮影予定です。MRIは予約が取れ次第行ないます。頭部の腫瘍に対する放射線治療は、来週の19日から23日まで5日間の予定が入っています。そして明後日の15日に、肺のがん細胞を採取する生体検査をする予定です。その結果を見てから肺のほうは治療方針を決めるということなので、退院の予定は未定ということになっています」

僕は入院するとき、井上先生にもう一度、僕のがん細胞を摂取して検査をしてほしいと頼んでおいた。それを15日にやってくれるという。全ては僕の希望通りだった。

僕の不安を少なくするような気遣いなのか、嶋田さんはゆっくりと優しく説明をしてくれた。ずいぶん若いのにしっかりしている。僕は思わず聞いてみた。

「嶋田さんは何年目？」

「え、3年目です」

「そうか、じゃあプリセプター（新人教育）とかもやってるんだ」

「えー、よくご存知ですね」彼女は驚いて言った。

「うん、僕も病院の仕事をしてたことがあってね。いや、病院内の仕事じゃなくて、研修の講師だけど。コミュニケーションとかの」

「ああ、なるほど」彼女は笑った。

「いやあ、まさか自分が入院することになるなんて、思いもしなかったよ。ミイラ取りがミイラになった気分」僕も笑った。

嶋田さんも笑いながら答えた。「えっと、起床は午前6時で、部屋の電気がつきます。消灯は午後9時です」

嶋田さんはそのあと入院中の食事やシャワー、パジャマのことを説明してくれた。

「それから、あのー、アンケートがあるので、それに答えてもらってもよろしいでしょうか?」彼女はアンケート用紙を僕に渡した。

そこには二つのアンケートが記されていた。
①今の自分の病状について……7段階評価で、7が一番不安、1が全く不安なし
②今回の入院について……7段階評価で、7が一番不安、1が全く不安なし
僕は質問に目を通すと、全く躊躇《ちゅうちょ》せずに両方とも1にマルをつけた。嶋田看護師の目が丸くなっている。不思議なものを見た、そんな感じで。そして遠慮気味に言った。

「えーっと、あの……これ、両方とも1にマルをつけた人、初めて見たんですけど……ど

ういうお気持ちなんですか？」

　僕は答えた。

「嶋田さん、信じないかもしれないけど、僕はね、治るって確信があるんですよ」自分の言葉に思わず笑ってしまった。

「え？」

　嶋田さんの表情が止まった。彼女はカルテで僕の状況を知っているはずだった。肺がんステージ４で骨はおろか脳や肝臓にも転移している人。それなのに、根拠なく治るって言いながら穏やかに笑っている……。もしかすると頭のおかしな人が入院してきたのかと思ったのかもしれない。

「僕は確信があるんです」

「そ、そうなんですね」嶋田さんはちょっと笑いながらナースステーションに帰っていった。


　しばらくして男性の医師がやってきた。

「沼田と申します。刀根さんの病棟での主治医となります。よろしくお願いします」ひと昔前の苦みばしったハンサムな顔立ちの男性だった。しかし顔色は悪く、かなり疲れているようだった。

「刀根です、よろしくお願いいたします」

沼田先生が去った後、しばらくして3人の医師がベッド脇にやってきた。

「加茂です」一番年上の男性は40代だろうか、いかにも頭のよさそうな人だった。

「福山です」20代後半だろうか、背が高く、ニコニコした感じのよい青年だった。

「若葉です」一番若い彼は、あきらかに緊張しているようだった。まだ患者慣れしていないように僕は感じた。

「これから、病棟では私たちが毎日の診察や検査などを担当します。刀根さんのことはチームで診ていきますので、ご安心ください」福山先生が爽やかに言った。

「ありがとうございます。心強いです」

すごいなー、先生がぞろぞろ出てくる。こんなにたくさんの先生が僕を診てくれるのか。なんだか感謝の気持ちが湧いてきた。3人が帰ってからしばらくすると、またカーテンを開けて白衣の男性がやってきた。先日、入院を決めたときの外来の担当、井上先生だった。

「刀根さん、体調はいかがですか？」

「あ、井上先生、わざわざ来てくれたんですか」

「ええ、気になったもので……。私は外来では刀根さんの担当ですが、こちらの病棟では、えーっと、担当は沼田先生になります。どうかゆっくり治療してくださいね」

「ありがとうございます」

井上先生はにこやかに帰っていった。やっぱりここに入院してよかった。ベッドに横になり、クリーム色の天井を見ながら、本当にそう思った。

一通り、医師や看護師たちが帰った後、夕食の時間になった。メニューは魚と味噌汁、野菜のおひたしだった。味のついた料理を口に入れる。唾液が待ってましたとばかりに一気に口の中に広がった。歯がしびれるほど美味しかった。

味って、すごい。最高にうまい。ああ、なんて幸せなんだ。ここはやっぱり最高のリゾートだよ。

食堂から見える夕日に赤く照らされたスカイツリーを眺めながら、僕は幸せに包まれていた。

食堂から帰ってきてベッドで寝ていると、おもむろにカーテンが開いた。

ん？と思って顔を上げると、そこには4年前に引退した元ボクサーの大場君がいた。

「お、大場！」

「刀根さん、お久しぶりです。おれ、今日ジムの矢沢さんからメールもらって、映画館で映画見てたんですけど、いても立ってもいられなくって……」そう言って、言葉を詰まらせた。

「泣くな、泣くなよ、僕は大丈夫だから！」

「はい、顔を見て安心しました。実はカーテン開けるの怖くって……」

「大丈夫、僕は治るからさ。治るって確信があるんだよ」

「そうなんすか？　でも、おれ、刀根さんなら治るって思います」

「ありがとう、絶対に生還するから大丈夫だよ」

その後、食堂に移動していろんな話をした。彼とは引退後に連絡が取れなくなっていた。仕事がうまくいかなくて相当苦労しているらしいと噂話も聞いていた。今はその仕事は辞め、新しい職場で活躍しているとのこと、一安心だった。

「おれ、もう一度ボクシングやりたいんです。やっぱり、一度あのリングを経験したら、あれ以上のものって味わえないですよ」

「そうか、やっぱりそうだよな。大場はまだ若いんだから、全然やり直せるさ。仕事の状況を整理したらまた始めるといいよ」

「はい、おれ、今日、刀根さんに会って本気でそういう気になりました。ありがとうございます！」

大場君は元気に帰っていった。

大場君と別れて食堂から戻ると、ベッド脇の椅子に男性が座っている。誰だろう？　男性が振り向いた。数年前にボクシングジムを辞めた先輩トレーナーの小沢さんだった。小沢さんが辞めて以来、一度も会ってなかった。

「よっ、刀根さん、元気？」にこっと笑って手を上げた。

「ええ、元気っすよ」僕も笑った。

「ほら、これ持って来ましたよ」

彼は灰色のビニール袋をいたずらっぽく僕に手渡した。中を覗くとエロ本だった。さすが。

「俺は刀根さんは大丈夫だと思ってますから、心配してません」小沢さんはニコッと笑うと、またひょい、と手を上げて帰っていった。そういう彼の気遣いが嬉しかった。

僕はベッドの上に残った灰色のビニール袋を見て思った。うむ、確かに大丈夫なんだが、さすがにこれを見る気にはならないな……嶋田さんに見つからないようにしなくっちゃ。

エロ本を親から隠す中学生の気分になり、自然と笑みが口元に浮かんだ。

こうしていろいろあった入院初日が終わった。

27　検査の日々

翌朝6時に嶋田さんがベッドサイドにやってきた。

「おはようございます。よく眠れましたか？」

「ええ、これつけてますから」僕は耳元にある耳栓を手に持って笑った。僕の横のオジサンのいびきは相当強烈だったが、耳栓のおかげで全く気にならなかった。

「それはよかったです。準備がいいですね」彼女は笑った。

「朝の体温と血圧、酸素濃度を測らせていただきます」

そう言うと、そそくさと測定を始めた。僕は気づいた。そういえば、嶋田さん、昨日の夕方もいたな。ということは、あれからずっと勤務だったのか。看護師って大変な仕事だな。

「後で体重も測っておいてくださいね。廊下の突き当たりの左側に体重計がありますので。毎朝、体重を測って教えてください」

「わかりました」

「それと今日は午後にCT撮りますので、お昼は食べないでいてくださいね」

午前7時に食堂へ向かう途中、体重を測ると52・6キロだった。厚手のパジャマを着てこの体重だから、実質51キロ台だろう。下手するとフライ級（49〜50・8キロ）だ。長嶺と一緒になったな。ま、長嶺は6キロぐらい減量してフライに落としていたんだけど、僕は減量なしでフライ級か。

僕は苦笑いをした。がんがわかる前はおおよそ62キロだったから、約11キロ減量したことになるのか。あんなにトレーニングしても、食事制限をしても体重は落ちなかったのに、がんってすげえや。

食堂から見える朝の景色は最高だった。眼下には濃い緑色の蓮の葉につつまれた不忍池が一面に広がり、真ん中に朱色の弁天堂が美しいコントラストを作っていた。視線を上げると、青空に向かってスカイツリーが高々と立っていた。言うことなしだ、ここは最高、最高のリゾートにやってきたぞ。いやあ、幸せだ。僕はひとりにんまりと笑った。

午後、福山先生がベッドの脇にやってきた。

「骨シンチ検査という検査があるのですが……」

骨シンチという検査は、骨のＣＴみたいなもので、骨にどの程度がんが転移しているかを測る検査だった。

「刀根さんは希望されますか？」

「はい、ぜひお願いします」もう何でもやってやるぜ。

骨シンチ検査は20日の14時に決まった。

昼過ぎに両親と妻がやってきた。両親に医師が４人付いていることを話すと、とても安心したようだった。

「さすが東大病院だ」

父は、病院の設備や医療体制、雰囲気が気に入ったようだった。

「とにかく、お医者さんの言うことを素直によく聞くのよ、失礼なことを言っちゃダメよ」

「大丈夫だって。中学生じゃないんだから」僕は苦笑した。

母は心配そうに何度も念押しし、2人は帰っていった。

15時からCTの撮影を行った。がんが写りやすくするために、造影剤という薬剤を血管から注入した。

「薬剤が入ったら身体が暖かくなりますけど、それは通常の反応ですからね」

検査技師の説明どおり、お酒を飲んだときみたいに身体中がポカポカしてきた。

機械のアナウンスが耳元で聞こえた。

「はい、大きく息を吸って……止めてください」

僕は言われるまま息を吸って止めた。もう浅い呼吸しかできなかったが、吸いきったところで胸と喉の中で痰が絡み、咳が出そうになった。必死で咳を止めた。

「はい、ラクにしてください」

機械がアナウンスする。ゴホゴホゴホ。途端に咳が噴き出る。

ふうー、なんとかクリアだ。検査が終わりベッドに戻ると、妻が待っていてくれたことが嬉しかった。この日の検査はこれだけだった。

妻が帰宅した後、17時頃に以前心理学を教えた高島さんがお見舞いに来てくれた。

「ほんとにびっくりして、もう、とにかく会わなきゃって来てしまいました。すいません」

彼女は言った。

「いや、いいんです。来てくれただけで本当に嬉しいです」

「大丈夫なんですか？」

「ええ、僕は治りますから」

小1時間ほど話してから、彼女は言った。

「お見舞いにきたのに、逆に私が元気をもらっちゃいました」

彼女はにこやかに帰っていった。


入院3日目は生体検査。朝一番で福山先生と若葉先生が来た。

「今日は15時から生検を行なう予定ですが、あの、細胞の採取の方法はどうしますか？」

「どうするって？　方法が選べるのですか？」

「ええ、気道から内視鏡とメスを入れて取る方法と、胸から針を刺して取り出す方法の2通りあります」

「じゃ、針で刺すほうでお願いします。いや、必ずそっちでお願いします」

前回、都内の大学病院ではがんが小さかったこともあったのかもしれないが、1時間近く肺の中を内視鏡でかき回され、体調が大幅に悪くなった経験をしていた。

「わかりました。そっちで準備をしておきますね。えっと、今日はお昼は抜いてくださいね」

おお、今日も昼抜きか。僕は病院の食事が楽しみで仕方がなかったので、抜くのは残念だった。

福山先生は、生検の詳しい手順を説明して帰っていった。昼前に長男が着替えなどの荷物を持ってきた。

「父さん、調子はどう？」

「検査まで一緒にいてくれる？」

「うん、いいよ」

生体検査まで彼と一緒にいることで、気を紛らわすことができた。

15時、ガラガラと音がしてカーテンの向こうにストレッチャーが運ばれてきた。

「これに乗っていきます」

福山先生がにこやかに言った。

「じゃ、行ってくるね」長男に声をかけた。

「行ってらっしゃい」

ストレッチャーに仰向けに寝ると、病院の天井が見えた。

「じゃ、行きますよ」

福山先生の掛け声とともにガラガラと天井が動き始めた。映画やドラマでよくあるシーン。ああ、乗っている人は、こんな感じなのか。乗り心地は思っていた以上に快適だった。

天井が動いていく。どこをどう移動しているかさっぱりわからなかった。

生検は胸に部分麻酔をかけ、少し太い針を外から突き刺してがん細胞を採取する方法だ。検査室に入ると僕の胸に部分麻酔がかけられた。

先生の掛け声「はい、いきますよ」とともにバチン！という音がした。なんだかホッチキスみたいだった。針が打ち込まれた感触は全くなかった。

「はい、無事終わりました。ちゃんと採取できましたよ」

福山先生が優しく言って、そしてまたストレッチャーに乗ってベッドまで戻ってきた。ベッド脇で待っていた長男は僕の顔を見て安心して帰宅した。

夕食後、会社の社長がお見舞いに来てくれた。

「調子どう？」

「まあまあですね」

最近の仕事の話をひと通りすると、彼女は言った。

「刀根さんの代わりに誰かを雇うとか、そういうことは考えてないからね。大事な仲間だと思っているから」

本当にありがたかった。僕には、まだ戻る場所があるんだ。

28 入院4日目

午前中はMRIの撮影だった。CTよりも詳細に僕の脳を調べる。この結果によって放射線治療のやり方を決めるのだという。

頭部MRI撮影の特徴はなんといってもその音だ。まるで耳の外で光線銃を撃ち合って宇宙戦争をやってるような音が聞こえた。

午後、その結果を聞きに放射線治療室の担当医師の診察室へ向かった。放射線治療室は病院でも一番深い地下3階にあった。エレベーターもわざわざ乗り継がないと行けないようなつくりになっていた。最悪の放射線事故を想定してのことらしい。

がらんと人のいない待合スペースにテレビの音がうるさく響いていた。

「刀根さん」

受付の女性が僕を呼んだ。

「こちらです」

診察室に入ると、いい感じに力の抜けた医師が椅子に座っていた。

「放射線科の斉藤と申します」

少し関西弁の混じった斉藤先生は、ハリウッド映画に出てくる不思議なものを発明する科学者みたいな雰囲気があった。

「えっとね、前の病院で撮ったCTだけじゃ刀根さんの頭の中がよくわからなかったので、午前中にMRIを撮影させてもらいました。で、当然MRIのほうが精度よく撮れてるんだけど、腫瘍はこれですね」

　斉藤先生は画面を指差した。

「CTだけだと腫れている大きさしかわからなかったんだけどね、MRIで撮ると腫瘍の大きさもわかるんですよ」

「ああ、これですね」

　僕の脳の中に明らかに色の濃くなっているところがあった。まるで梅干しみたいだな、と思った。

「大きさは大体3センチくらいかな。腫れているところも含めると、おおよそ5センチ。まあ、そこそこの大きさです。決して小さくない。どちらかというと、大きい部類です」

「へえーそうなんですね」でっかい梅干しだな。

　淡々と話を聞いている僕を見て、斉藤先生は不思議そうな顔をした。

「で、治療なんですが、この大きさだとガンマーナイフは使えない。大きすぎてね。ガンマーナイフはもっと小さいヤツにしか使えないんです。で、残された方法はというと」

「はい、残された方法は?」

「定位照射という方法か、全脳照射という方法になります」

「はい」

「でね、腫瘍のある左側じゃなくって、右側にも白いところがあるよね」

斉藤先生はそう言うと、ＰＣ画面に違う写真を映し、白くなっている部分を指差した。

「ええ、そこですね」

「僕はこれも怪しいと思ってるんだけど、画像診断医の所見では髄膜腫と判定されてますね。これが転移による腫瘍だったら、全脳照射といって脳全体に放射線を当てる方法だったんだけど、これが髄膜腫との診断なので、皆でいろいろ検討した結果、刀根さんの治療方法は定位照射でいくということになりました。よろしいですか？」

「はい、わかりました」

「定位照射とは、頭を固定して、様々な角度から放射線を当てる方法です。今日はこっち、次はこっち、みたいに」斉藤先生は、頭の上を手のひらの場所を変えながら説明した。

「で、刀根さんの場合は、全部で５回予定しています。１回７グレイ、全部で５回、ですから合計35グレイを脳に照射することになります。時間は１回15分くらいかな」

「そんなに短いんですか？」

「ええ、あまり多くやると危険ですから。１日の照射量が決められてるんですよ。少しずつ、日をおいて角度を変えて、行なうんですよ。これに詳しく書いてありますので、よく読んでおいてください。それと、脳腫瘍に放射線は効きますから、これはきっとうまくいきますよ」

斉藤先生は手元にあるプリントを渡してくれた。そこには僕の脳腫瘍の大きさや位置、治療の方法などが詳しく書いてあった。

「ありがとうございます」

「あ、それからこれも」

僕の脳腫瘍のＭＲＩ画像をＡ４プリントに印刷して渡してくれた。脳の中にでっかい梅干しが写っていた。個人的にはほしくなかったけど、まあいいか。僕は受け取った。

「治療は週明けの19日から行ないます。治療開始の15分前くらいには外の待合スペースに来てください。治療後にふらふらしたり、気分が悪くなったりすることがありますから、そのときは車椅子を用意させますので、看護師に言ってくださいね」

「わかりました」

「それからね、毛は抜けますからね」

「え、抜けるんですか？」

「ええ、抜けます」

ま、いいか、毛ぐらい。

29　入院生活

入院5日目と6日目は土日だったので検査や治療はお休みだった。

翌週の放射線治療に備えて「デカドロン」というステロイド錠剤の服用が始まった。脳の腫れを抑える薬らしい。飲み始めてすぐにその効果を体感した。ものすごく元気がわいてきたのだ。あの身体のだるさ、鉛を引きずっているような感覚が消えてしまったのだ。食欲もさらに上がった。

相変わらず胸の中はズキズキ、チクチクしていたし、30メートル歩くだけで息切れもしていた。股関節や坐骨の痛みは消えていなかったが、身体のだるさがなくなったことは大きな収穫だった。

ドラゴンボールに出てくる仙豆《せんず》みたいだな……こりゃドーピングに使いたくなるはずだ……。

土日はヒマかな、検査も治療もないし……と思っていたら、大間違いだった。

朝からお見舞いがどんどん来てくれたのだ。時間調整をしなくちゃバッティングしてしまうほどだった。

土曜日の昼食後に来てくれたのは元ボクサーの中野君。彼は僕のジム所属の選手ではなかったが、9年ほど前にウチの選手と試合をしたことがきっかけで知り合い、その後、後楽園ホールで会うたびに話をしたりしているうちに親しくなっていた。今は都内のボクシングジムでトレーナーをしていた。

「刀根さん、将棋を指しましょう。一局、お願いします」

中野君は手提げから将棋セットを取り出した。

おお、将棋か……将棋なんて何十年ぶりだろう。脳腫瘍で、あたま、働くかな？

結果は1勝1敗だった。将棋が終わると、中野君は神妙な顔つきになった。

「実はちょっと相談したいことがあるんです」

「何？」

「試合が決まっている選手がいるんですが、試合前なのに左手を怪我してしまいまして、舟津って言います」

「あっ、知ってるよ」

以前、僕のジムに出稽古に来たことがある、礼儀正しい好青年だった。

「舟津は左フックとジャブが得意なんです」

ああ、確かに。以前見た彼は背が高く、リーチも長いボクサータイプだった。左手が使えないということはつまり、得意なパンチが打てないということ。

「しかもランニング中に足首も痛めてしまって、足もうまく使えそうにありません。なんとか本人に試合を思いとどまらせる方法はないでしょうか？」中野君の眉毛がハの字になった。相当心配しているみたいだ。

「そりゃ、やめたほうがいいよ。勝つことはおろか、怪我するかもしれない」

「ですよね、でも本人がやるって言い張って聞かないんです。しかも次の試合、新人王予選で、相手は優勝候補なんです」

「うむむ……」

「会長も説得したんですけど、言うこと聞かなくて」

僕の知っている限り、ボクサーという人種は、基本的にどんなに不利な状況になっても戦うことを選ぶ人たち。自分が怪我をしたからとか、相手が強いからとか、状況が悪くなったからとか、そういう言い訳を最も嫌う人たち。だからこそ、周囲の大人たちが冷静に導いてあげる必要があるのだ。僕は考えつくことを全て中野君に話した。

「わかりました。本人に話してみます」

中野君が帰ったのは、夕食後の午後6時過ぎだった。ボクシングという世界はいいなぁ。他人のためにあんなに熱くなれる人がいる。

この件に関して、その後に不思議な流れがあった。

結局、舟津選手は試合に強行出場して強烈なKO負けを喫し、後楽園ホールから救急車で搬送された。彼が入院したのは驚いたことに僕と同じ東大病院だった。通常、後楽園ホールから救急車で運ばれる場合は違う病院なのだけれど、当日はベッドがいっぱいで東大病院に運ばれてきたのだ。それは救急車に同乗していた中野君からの連絡で知った。その後、親類以外面会謝絶となり、中野君も舟津君とは面会できずに帰宅した。

試合の翌日、僕が診察を待っていたとき、広い待合室の中、たまたま1人の看護師が車椅子に乗った青年を僕の目の前に連れて来た。なんと、舟津君ではないか。早速話しかけると、彼も僕がどうして東大病院にいるのか驚いているようだった。幸いにも、彼は心配していたほどの大怪我ではなく、眼窩底《がんかてい》骨折で手術をするとのことだった。

その日の午後、僕の面会者がロビーまで迎えに来てほしいと言うので、入院棟の1階ロビーに下りると、広いロビーでたくさんの人が行きかう中で、今度は彼のジムの会長さんと彼のお父さんにバッタリと会った。

流れに乗っているときは、こういう偶然みたいな必然が起こるものなのだろう。これがシンクロニシティっていうらしい。

入院6日目の日曜日には、さらにたくさんの人が来てくれた。朝一番には、僕が以前、心理学を教えた女性が小豆島からお見舞いに来てくれた。彼女は、僕を見るなり大きな目を涙でいっぱいにしてハンカチでぬぐった。

「刀根先生……お会いできて嬉しいです」

「大丈夫ですよ、僕は治るっていう確信があるんです。根拠はないですけどね。治ったら小豆島に遊びに行きますから」

「ぜひ来てください、お待ちしてます。絶対ですよ！」

彼女と入れ違いに、また1人元ボクサーがやってきた。彼も僕のジム所属選手ではなかったが、僕のジムに出稽古によく来ていた縁で仲よくなっていた。

「絶対に治ってくださいね」

「うん、大丈夫だよ」

午後には次男が漫画をたくさん持って来てくれた。僕が好きそうなマンガを選んで紙袋いっぱいに詰めて持ってきてくれた。そうとう重かっただろうに。そして中野君が置いていった将棋で次男と一局。まだまだ息子には負けられない。勝負が終わった頃にボクシングジムの真部会長が来てくれた。

「刀根さん、大丈夫ですか？」

唯一のジム休みの時間である日曜日の午後にわざわざ来てくれたのだ。最近のジムの様子や選手たちの試合の様子を聞いた。真部会長は翌週の日曜日も来てくれた。真部会長が帰ってしばらくすると、甥っ子がやって来た。彼と仕事の話や最近できた彼女の話をしていたら、僕のジムの元ボクサーたちが4人ぞろぞろとやって来た。白衣の天使たちが行きかう病院の中、やんちゃ系の雰囲気を放出している彼らの違和感は際立っていて、思わず笑ってしまった。

夕方にも心理学を教えた生徒さんたちが、３人来てくれた。そのうちの１人は岡山から来てくれていた。

ありがたかった。本当にありがたかった。


検査や治療、お見舞いなどのない１人の時間、僕はつとめて〝考えないこと〟と〝いい気分でいること〟を意識した。

過去のことも、未来のことも、いっさい考えない。考えてもしょうがないことは、考えない。〝今〟を気分よく過ごす、それだけだった。

〝いい気分でいる〟ために、ｉＰｏｄで鳥のさえずりや波の音、イルカの声などが入ったリラクゼーションの音楽を常に聴くことにしていた。

カーテンを引き、１人の空間を作る。ベッドに横になり、ヘッドホンをつける。耳からは鳥たちのさえずりが聞こえてくる。そう、ここは森の中。僕の頭の中では、エメラルドグリーンの木々たちがさわさわと踊っている。葉っぱの隙間からはキラキラと宝石箱をひっくり返したような光が僕の顔を照らしていた。なんて綺麗なんだろう。木々にとまった鳥たちが喜びを謳歌《おうか》している。命が〝今〟を生きていることを謳いあげていた。

身体から力が抜けていく。無意識に固まっていた筋肉があったかいお湯に浸かったようにほぐれていく。胸の中のズキズキやチクチク、股関節や坐骨の痛みも不思議と小さくなっていき、最後には消えてしまった。

ああ、なんて幸せなんだろう。ここは天国だ。そう、天国は今、ここにあるんだ。手や足がジンジンと重くなってきた。身体の中をエネルギーが流れていく。それは頭のてっぺんから尾てい骨まで、まるで小川のせせらぎのように暖かなエネルギーが流れていた。

そのうち、身体とベッドの境界線がぼやけてきた。身体の感覚が消えていく。無限の空間に身体という物質が溶け込んでいく……なんて気持ちいいんだろう。

そして今度は、僕という存在自体が消えていく……。自分という意識の境界線が、ぼんやりとしてきた……。

ああ、そうか……僕はここから来て、ここに帰っていくんだな。

ここには何もないけど、全てがある。

足りないものなんて、何もない。

全てがあるから、何もいらない。

ああ、なんて幸せなんだろう。

がんでも幸せ。がんじゃなくても幸せ。どっちも同じ。

そのとき、僕という意識は完全になくなり、至福と一体に、いや、至福そのものになっていた。

そこは物質を超え、意識を超えた世界だった。

そう、身体が消えても、自分が消えても、至福は残る……。至福は、死なない。

限りない幸福感の海を心ゆくまで泳いでからベッドの上の現実に帰ってきて、目を開けて思った。僕は至福から生まれ、至福に戻って行くんだ。じゃあ、死ぬことなんて怖くないじゃないか。あそこに戻るだけなんだから。


入院が決まった日の夜のことだった。長男が自分の携帯を差し出して言った。

「父さん、いいよ、これ」

それはKOKIAというアーティストの『愛はこだまする』という曲の教会でのコンサートの映像だった。僕は彼から受け取ると、早速ヘッドホンをつけて再生ボタンを押した。ピアノの音とともに、KOKIAの澄んだ声が流れ込んできた。次の瞬間、涙があふれてきた。なぜかわからない。とめどもなく涙が流れ落ちてくる。僕は壁を向いて横になり、曲が終わるまでの約10分間、涙を流し続けた。

音楽の力はすごい。曲が終わったとき、とても癒された自分がいた。

僕は入院中、毎日何度もこの曲を聴いていた。

目をつぶってKOKIAの澄んだ声を聴いていると、僕の胸がぎゅうっとなる。

ああ、そういえば、自分に「I LOVE YOU」って言ってこなかったな……。

僕は、自分のことを全く愛してこなかったんだな……。

ごめんね……ごめん、僕。

そのとき、まぶたの裏に子どもが現れた。その子は小学校の低学年くらいで、なぜか薄汚れた体操服を着ていた。その子は不安そうな、今にも泣き出しそうな顔をして、僕を見ていた。

この子は僕だ！

今まで、全く気づかないようにしていた、無視していた、僕の中の子どもの僕……。

僕の中でいないことにしていた僕。弱い僕、臆病な僕、自信のない僕、傷ついて泣いている僕……全部、僕だった。

気づかなかった……この子が僕の胸の中にいることに……。

ごめん、本当にごめん。

僕は心の中でその子を抱きしめるように、自分の身体を両手で抱きしめた。

ごめんよ……愛しているよ、愛してる。

KOKIAの澄んだ声と一緒に「I LOVE YOU」と言いながら、自分を抱きしめ続けた。涙がとめどもなく流れていた。

毎日毎日、何度も何度も、この曲とともに自分を抱きしめているうちに、涙はだんだんと出なくなり、そのうちに暖かい微笑が浮かぶようになった。あの子が「もういいよ、ありがとう」と言った気がした。

30　放射線治療

週明けの入院7日目、放射線治療が始まった。

朝一番に放射線治療室に呼ばれると、僕の顔型に合わせた器具が用意されていた。前回斉藤先生と会ったときに顔型を取っておいたものができ上がったらしい。フェンシングのお面のような網状の白いプラスチックが僕の顔にぴったりと収まるようになっていた。

そのお面をかぶり、頭が動かないように面の隅にある穴にボルトで装置に頭を固定した。

「はい、準備ができました。始めますよー」

「はい」

ジジジジジー。

独特の低い音が聞こえてきた。僕は以前、カウンセリングをしてくれたさおりちゃんが言っていたことを思い起こしていた。

「何か治療とか、検査とかするときは、心の中でこう言うの。私はこの治療をすることで、健康になります。ありがとうございますって」

　確かに不安におののきながら治療をすると効果も半減しそうだ。僕はさおりちゃんの言葉を思い出しながら心の中でつぶやいた。

「私は、健康な身体になるために、この治療を受けます」

「私は、健康な身体になるために、この治療を受けます」

　何度も唱えているうちに、感謝の気持ちがこみ上げてきた。ああ、この治療を受けられるのも、放射能を発見してくれた人がいるからだな。えっと、キュリー夫人だっけ？　子どもの頃に読んだ伝記のイラストを思い出した。

「放射線を発見してくれた科学者の人、キュリー夫人、ありがとう。あなたのおかげで僕は健康になります」

　おお、それからこの機械を開発した人もいるな。

「この放射線治療器を発明してくれた人、ありがとう」

　実際に作った技術者たちもいるな。

「この放射線治療器を作ってくれた人、ありがとう」

　この機械をこの場所に据え付けてくれた人もいるな。

「この放射線治療器をここに据え付けてくれた人、ありがとう」

この機械を使って僕を治療してくれている先生や技師の人たちもいるな。

「この放射線治療器を使って、僕を治療してくれている人、ありがとう」

最後は全員を思い浮かべる。

「ありがとう、ありがとう、みんな、ありがとう！」

こうしているうちに、あっという間に約10分の放射線治療は過ぎていった。


放射線治療は毎日朝一番で呼ばれ、入院7日目から11日目まで続いた。

ある朝、ベッドから起きてみると枕にびっしりと髪の毛がついていた。

おお、ついに来たか。

頭を触り、髪の毛をつかんでみた。すかすかと全く抵抗なく抜けた。髪の毛でぐしゃぐしゃのベッドはいやだなと、シャワーを浴びに行った。

シャワーで頭をゴシゴシ洗うと、排水溝には髪の毛がびっしりとたまっていた。

おお、すごく抜けてる。

部屋に帰って鏡で見てみた。僕は定位照射なので、放射線が当たるところと、当たらないところがある。放射線が当たったところは見事に抜けていた。僕は髪がない地肌の箇所が横に1周ぐるり回った、ストライプヘッドになっていた。

これじゃマッドマックスとか北斗の拳に出てくるザコキャラだな。よし、全部切ってしまえ。

僕は病院1階にある床屋に向かった。

「どうしますか？」床屋のお兄さんは聞いた。

「全部切ってください」

「バリカンの歯も長さがいろいろあってね。歯の長さ、どうします」

「もちろん、一番短いのでお願いします」

お兄さんが僕の頭に残った毛をバリカンで刈っていく。僕はあっという間につるつるのスキンヘッドになった。

うん、これも悪くない。つるつるになった頭をぺたぺたと触りながら、そう思った。

しかし数日経つと放射線の当たっていない部分が黒くなってきた。短い毛が生えてきたのだ。頭のストライプが前よりも目立つ。そこで僕は毎朝髭剃りで頭を剃ることにした。つるつるのお坊さんは毎朝これをやっているんだろうな。頭をジージーと髭剃りで剃りながら、そんなことを思った。

6月23日、放射線治療の最終日、治療が終わった後で、斉藤先生の診察室に呼ばれた。今後のことを話すという。

「放射線治療、お疲れ様でした。脳に関しましてはこれでいったん治療は終了です。おそらく大丈夫でしょう。まあ、実際に腫れが引くまでは2カ月くらいはかかると思います。その間、光が飛んだり視界が歪んだり、そういうことが起こることもありますが、気にしないでください。時間が経てばなくなりますので」

「ありがとうございます」

「で、先日受けていただいた骨シンチの結果が来ておりまして……」

数日前に骨専門の CT 検査、骨シンチを受けていた。

斉藤先生は PC 画面を僕に向けた。そこには僕の全身の骨、ガイコツの写真が出ていた。

「えっとね、これ、あなたの全身の骨です。でね、この黒くなっているところがありますね」

斉藤先生はガイコツの黒く写っているところの一つをペンで指した。

「この黒くなっているところが炎症が出ているところです」

「炎症といいますと？」

「おそらく、転移しているがんですね」

僕のガイコツは、素人が見てもわかるほど、黒い斑点が無数にあった。がんは全身の骨に転移していた。

「こんなにあるんですか……」

「うん、まあ全身だね。頸椎から肩甲骨、肋骨。背骨、腰椎から骨盤、股関節から大腿骨もいってるね。放射線は骨転移にも効くんだけど、こんなに全身に転移していたらできませんね。全身に放射線を当てるわけにもいきませんから」

「はあ、そうなんですか」

「でね、ちょっとお聞きしたいんですけど、刀根さんは足がしびれるとか、そういう症状はありませんか？」

「いえ、ないですけど」

「いや、実はですね、ここなんですけど」斉藤先生は腰骨のＣＴの画像を映し出した。

「ここ、腰椎です。この部分、結構大きく転移してます。この転移している部分の下に神経が集まっている箇所がありまして、がんの転移が大きくなると、この神経を圧迫する可能性があります」

「はあ」

「そうなると、急に下半身や足が動かなくなったりすることが考えられます。ですので、私としてはこの腰椎の部分だけでも放射線を当てたほうがいいと思っています」

「そうなんですか」

「まあ、骨転移に効く抗がん剤もありますから、今後は刀根さんのドクターチームの判断になると思いますが、私の所見として、今お話ししたことを報告書に書かせていただきます」

斉藤先生はそう言うと、僕の全身のガイコツ写真をプリントアウトして僕に渡そうとした。

「いえいえ、いりません」僕は断った。

いくら気持ちが安定しているとはいえ、全身転移で真っ黒になった自分のガイコツ写真を眺めても平気でいられる自信はなかった。

ベッドに戻ってからもしばらく、あのガイコツが頭から離れなかった。

あんなに転移してんのか……。僕の骨、真っ黒だったぞ。ホントに大丈夫なんだろうか？

本当に治るんだろうか？

いやいや、先のことなんてわからない。今、落ち込んでどうするんだ。今できること、それはいい気分に戻ること。よし、波の音を聴こう。

ベッドに横になりｉＰｏｄで波の音を聴く。まぶたの裏に浜辺が出現する。光り輝く太陽、打ち寄せる波……暖かな海が足元を満たしていた。ああ、気持ちいいなー。

僕は再び至福に満たされた。

至福から戻った後、あのガイコツ写真に囚われることはなくなっていた。僕はまた、あの根拠のない確信に戻っていた。

31　ついに来た！

その日の夜のことだった。消灯時刻も過ぎて薄暗くなったベッドの向こうで声がした。

「刀根さん、よろしいですか」福山先生だった。

「はい、いいですよ」僕はベッドから身を起こした。

福山先生はカーテンを開け、僕のそばに来た。いつもニコニコしている福山先生が、いつもよりもっと嬉しそうだ。

「刀根さん、嬉しいお知らせがあります」

「はい、なんでしょう？」

「先日行なった生検の結果がほぼ、出まして……」

「はい」

「刀根さんの遺伝子からＡＬＫが見つかりました！」

「えっ？　本当ですか？」

「はい、まだ最終の確認中ですが、ほぼ、間違いないと思います。ＡＬＫの分子標的薬のお薬が使えそうです」

僕は思わず拳を握ってガッツポーズをした。

やった！　分子標的薬が使える！

しかし同時に、

〝来たよ、来た。来るものが来たんだよ。わかっていたじゃないか〟

そんな声も聞こえた。

「ＡＬＫの患者さんが使う分子標的薬『アレセンサ』というお薬は、とてもよく効くと言われているお薬です。副作用も少ないと言われています。刀根さんはこのお薬が使えそうですよ」

「ありがとうございます」

「いやあ、患者さんにとってよい知らせはちょっとでも早くお伝えしたくて、こんな時間なのですが、来てしまいました」福山先生は照れたように笑った。

「週明けの月曜日、沼田先生から詳しいお話があると思います。でも、とりあえずよかったですね」

福山先生が帰った後、僕は天井を見上げた。

まさか、ＡＬＫが見つかるとは……。ＡＬＫ遺伝子を持っている人は肺腺がんの４％しかいない。とても珍しい遺伝子なんだ。その４％に入ったのか、いや待て、そもそも前の大学病院でＡＬＫ調べてたはずじゃないか。２カ月半待ったのに、結果を教えてもらえなかったから、てっきりダメだと思っていた。だから頭の中からＡＬＫの選択肢は消滅していたはずなのに、こんなことになるなんて、全くもって想定外。いったいどういうことなんだろう？

まあいい。とにかくＡＬＫが見つかったんだ。これで分子標的薬が使えるんだ。すごいや、本当にすごい。

僕は興奮冷めやらぬまま、ベッドに横になった。

深夜、尿意を感じてトイレに行った。便器に座ると、窓の外から月の光が煌々《こうこう》と僕に降りそそいでいた。なんだかとても神聖に感じた。思わず、口から言葉がこぼれ出た。

「神様、僕、生きていいんですね……」

口にしたとたん、涙があふれ出てきた。

生かされた……。

生きのびた、ではなく、生かされた…。

この世界に残ることを許された……。

自然と両手が合わさった。

ありがとうございます。

ありがとうございます。

ありがとうございます。

宇宙よ、神よ、世界よ、僕が生きることを許してくれて、ありがとうございます。

僕を愛してくれて、ありがとうございます。

僕は、生きます……。


僕は泣いた。


週明け、嶋田看護師が僕を呼びに来た。僕は妻と一緒に沼田先生の診察室に入った。

沼田先生は言った。

「まずは現在の刀根さんの状況を詳しくお話させていただきます」

「はい、わかりました」なんだ、ＡＬＫの話じゃないのか。

「えっとですね、まずは脳ですが、脳はこの左の部分、左眼の上奥に３センチの腫瘍がありましたが、先日からの放射線治療により、脳の治療は終わっています」

「はい」

「それからですね、肺なのですが、左の原発ですが、かなり大きくなっています。おおよそ３～４センチの塊に成長しています。それと同じくらいか、少し小さめのものが、他にも２～３、見受けられます。右の肺にはそれほど大きなものはないのですが、１センチ以下のものが数多くあります。多発性転移という状態です」

沼田先生の指した僕の右胸のＣＴ画像は、満天の星空のように白い点が無数に光っていた。

「リンパ節は左の肺の中から首にまで転移していまして、首のリンパ節の腫瘍が声帯を圧迫して声が出なくなっているのです。反回神経麻痺という状態です」

「ああ、喉に転移したんじゃなかったんですね」

「はい。それから肝臓にも転移しています」

沼田先生は肝臓のＣＴ画像で色の濃くなった部分を指差した。

「ほう、結構大きいですね」

「それから、腎臓にも転移しています」

「腎臓もですか」

「はい、左右両方です」

同じく、先生の示す腎臓のＣＴ画像も色が濃くなっていた。

「他にも、脾臓にも転移が見られます」

「脾臓もですか」

沼田先生の示す場所が同じように色濃くなっていた。

「結構すごいですね」僕はひとごとのように感心した。

「あと、骨シンチの結果はご覧になったと思いますが、肩甲骨から肋骨、背骨や腰椎、骨盤や股関節、坐骨や大腿骨にも転移があります」

「全身、がんだらけってことですね」僕のがん細胞は働き者らしい。僕は思わず笑ってしまった。

「はい、そうです。ステージは４Ｂというところです」

「ステージ４のさらに先があったんですね」

こんな状態から治った人は聞いたことがないし、読んだこともない。でも僕はここから治るんだ。なんだか嬉しくなってきた。

「ええ」沼田先生は表情を崩さずに説明を続けた。

「先日行なった生検で刀根さんのがん細胞を50個、採取させていただきました。そこで、この50個にどんな遺伝子がどのくらいあるのかを調べさせていただきました。結論から言いますと、刀根さんの細胞からＡＬＫ融合遺伝子が見つかりました」

「はい」聞いていた通りだ。

「で、刀根さんの50個の細胞のうち、ＡＬＫ融合遺伝子がどのくらい入っていたか、一つずつ数えていきましたところ、50個の細胞のうち……」

僕は固唾《かたず》をのんだ。

「50個全部にＡＬＫが見つかりました」

「おお、全部！」

「はい、とても珍しいです」

僕は心の中でまたガッツポーズをした。なんと適合率も100%。当然だよ、当然。ここまで来たらあたり前の結果さ。心の中で誰かがしゃべっていた。

「どうしますか？　分子標的薬を使って治療をしますか？」

「はい、もちろんです」僕は即答した。

「お薬の名前はアレセンサと言います」

沼田先生は分子標的薬の説明を始めた。効果の話、副作用の話など。

「刀根さん、この薬はがんを消す薬ではありません。抑える薬です。勘違いをしないでください。がんを治す薬ではありません」

「そうなんですか？」

「はい、平均値で2年と5カ月、がんの増大を抑えるというデータが出ています。ですからそれより前に耐性ができて再発する人もいますし、それ以降も抑えられている人もいます」

「これを飲んで治った人はいないのですか？」

「私は刀根さんで2人目なので、なんとも言えませんが、前の人は治っていません」

「じゃあ、僕がその1人目になりましょう」

隣で嶋田さんが面白そうに微笑んだのを、僕は見逃さなかった。

32　楽しい入院生活

入院生活は楽しかった。あるとき、嶋田さんが言った。

「刀根さんはお見舞いがすごいですね。普通、週に2~3人なんですけど、刀根さんは毎日2~3人来るんですから。ベッドに刀根さんがいないときは食堂で誰かと話してるはずだって、ナースステーションでは有名になってますよ」

そうだった。毎日誰かが来てくれた。ボクシング関係、仕事の心理学関係、親戚など様々な人たち。高校の同級生や、最初に勤めた会社の先輩と25年ぶりくらいの再会もした。

試合の翌日に来てくれたボクサー、勅使河原《てしがわら》選手は腫れ一つない顔で言った。

「刀根さん、俺、刀根さんは絶対に治るって確信してますから」

長嶺選手が土屋選手と一緒に来てくれた日も面白かった。土屋選手は2週間ほど前の試合で勝利をおさめ、試合後のインタビューで現役引退宣言をしていた。僕のもう1人の教え子の工藤選手と4人で、僕たちはボクシング談義をはじめた。土屋選手が工藤選手に聞いた。

「ただのボクサーとプロボクサーの違いは何だかわかる?」

「いえ、わかりません」

「一番の違いは、お客さんが金を払って俺たちを観に来るってことだ。だから俺たちはその金額に見合うパフォーマンスを見せなきゃいけない。スゲーもんを見せて、満足して帰ってもらわなきゃいけないんだよ。後楽園ホールのリングサイド1万円だぜ、1万。ディズニーランドより高いんだぜ。ディズニーランドよりすげえもん見せなきゃ。それがプロってもんだ。ただ勝つだけなら意味はねえんだよ」土屋選手の目がまだランランと輝いていた。引退したとは思えない野性味あふれる瞳だった。

「確かに、土屋君はすごかった」

僕は知っていた。彼は素晴らしい。逃げない、隠れない、小細工しない。華麗でド派手な入場から始まり、常に危険に身をさらし、ヒリヒリするような打ち合いに身を捨て飛び込んでいく。勝った姿も美しければ、敗けて散る姿も美しかった。当然、人気があり、彼の試合はいつも満員だった。

「僕も土屋さんを目指してます」長嶺選手が言った。

土屋選手が少し寂しそうに僕を見て言った。

「刀根さん、俺、ヒーローになりたかったんですよ。仮面ライダーみたいな」

「いや、土屋君は既にヒーローだと思うな」

「そうっす、土屋さんは俺のヒーローっす」長嶺選手も即座に言った。

「えっ、そうっすかね？」土屋選手が小首をかしげる。

「俺、ヒーローっすかね？」

僕が思うに、土屋選手はヒーローと呼べる域に達していた。男が惚れる男、それが土屋君だった。しかし、ヒーローである自分を一番認めていなかったのは、土屋君自身だった。

「ヒーローだよ」

「俺がっすか？　俺、ヒーローになっていいんすかね」

「自分がヒーローであることを、自分に許してあげるんだよ」


そのときだった。あの魂の計画を気づかせてくれたフジコさんがやってきた。

「こんにちはー、あらまあ人がいっぱい。お邪魔かしら？」

「いえいえ、さあ、こっちに来てください」僕は椅子を持ってきてフジコさんに勧めた。

「彼は土屋修平君といって、ボクシングの前日本チャンピオンです、こちらは長嶺選手、僕の教え子で日本1位の選手、こちらも教え子の工藤選手。で、この人はフジコさん。僕の昔の友人というか、先輩」

「こんにちはー」

「よろしくっす」

ひと紹介終わると、僕は先ほどの話を思い出してフジコさんに言った。

「土屋君、彼はみんなが認めるヒーローなのに、自分がヒーローであることを、許していないんですよ」

土屋選手が照れて笑った。フジコさんは僕に顔を向け、静かな目で言った。

「わかった。なぜ彼がここにいて、今、あなたが彼にそう言ったか」

「え？」

「どういうことか、わかる？」

「いえ、わかりませんが……」

「彼は、あなたの鏡なのよ」

「鏡？」

「一番自分を認めていないのは他でもない刀根君よ。刀根君は、若いときからずっと素晴らしかった。みんなもそう思っていたと思う。刀根君はヒーローだった。今回の病気だってそう。でも一番それを、自分を認めていないのは刀根君自身でしょう？」

「ぼ……僕ですか？」

「あなたはね、彼を通じて、あなた自身に言ってるの、わかる？」

ぼ……僕がヒーロー？　僕が？　全く考えたこともなかった。僕なんかヒーローであるはずがない。ありえない。僕がヒーローだって、ウソだろ？　僕みたいなヤツがヒーローでいいのか？　こんな情けなくて弱い人間がヒーローだって？

「刀根君もそう、そしてあなたもそう。2人とも同じ」

フジコさんは僕と土屋君を交互に見て言葉を続けた。

「自分がヒーローであることを許して、それからね……捨てるのよ」

「捨てる……」

その日の晩、暗くなった天井を見ながら思った。自分を認めるってこんなにも大変なことなんだ。あの誰もが認める土屋君でさえ、そうだったのだから。どうやら人間という生き物は他人のことはよくわかっても、自分のことになると、全く見えなくなるらしい。僕もヒーローなのか……。確かに今回のがんからの生還劇はヒーローっぽい話だ。でもそう考えるとなんだか自分が他人よりも偉くなったようで、なんか違う感じがした。

そうか、だからヒーローを捨てるのか。自分の素晴らしさを認め、自分を承認し、そしてそれにこだわらない。そこに居続けない。それをいとも簡単に捨て、身軽になって次の冒険の旅に出発する。そうか、それが、自分がヒーローであることを認め、そしてそれを捨てるということなのか。なるほど。

漢方クリニックを紹介してくれたナンバさんも何回も来てくれた。真部会長は「ボクシング・マガジン」を持ってきてくれたし、僕のボクシングの教え子の1人、高橋拓海君は毎週来てくれた。僕は多くの人たちに囲まれて本当に幸せだった。

ある日、両親がやってきた。僕はＡＬＫが適合したこと、アレセンサという薬が使えるようになったこと、その薬は治療効果が期待できることを話した。

「そう、本当によかった……よかったわ……」母はそう言って涙ぐんだ。

「やっぱり病院はすごい。東大は素晴らしい。科学って本当にすごいな」父は病院と薬を褒めちぎった。

「うん、多分、これ効くと思う。だから安心してね。今まで心配かけてごめんね」

「そうか、よかった。東大に入院して本当によかったな。病院のおかげだ。先生に感謝しなさい」父は嬉しそうにそう言った。

「まあ、そうだけどね」僕はなんだか釈然としなかった。

「ほら、買って来たぞ」父は真新しい「ボクシング・マガジン」を袋から出して、僕に渡した。それは先日ジムの真部会長が持ってきてくれたものと同じだった。

「ありがと、でも、いいや」

「え、いいのか？」

「うん、同じもの、会長が持ってきてくれたから、ほら」僕はそう言うと、棚の上にある「ボクシング・マガジン」を指差した。

「ああ、そうか」父はちょっと残念そうに言い、手に持っていた「ボクシング・マガジン」をバッグにしまいこんだ。

「じゃあ、私たちは帰るわね。先生たちにちゃんとお礼を言うのよ」母は念押しして嬉しそうに帰っていった。

その日の夜だった。消灯して暗くなっても眠れない。なんだか腹の底がグッグッ言っている。ベッドの上をゴロゴロしているうちに時間が過ぎていく。時計を見ると午前2時を過ぎていた。

このままだと眠れないな、ちょっと食堂にでも行くか。

僕はのそのそとベッドを起き出し、暗い廊下をはぁはぁと息を切らしながら足を引きずって食堂へ行った。

誰もいない食堂で、夜景が見える場所に座る。

どうして眠れないんだろう？　いつもなら、すぐに寝てしまうのに……。

夜空にそびえるスカイツリーを眺めながら思った。

この腹の奥でグッグッ騒いでいるのは、何だろう？　これは何だ？

……怒り、それは怒りだった。

何に怒ってるんだ？

父だ。

これは父に対する怒りだ。

おかしいな悲しみや怒りは浄化したはずなのに……何でこんなに腹が立つんだ？

僕は怒りの声を直接聞いてみた。すると……。いた。

僕の中で怒りで叫んでいる子どもがいたんだ。

「なんで病院ばっか褒めるんだよ！　僕だって頑張ったんだ！　僕だって一生懸命、死ぬ思いで頑張ったんだ。必死で必死で、やってきたんだ。それなのに、なんで、なんで病院とか薬ばっか褒めるんだよ！」

そうか……。

そうだったのか……。

「そうだよ！　僕を褒めてよ！　僕を認めてよ！　そのまんまの僕を見てよ！」

そうか、こいつがまだ叫んでいたんだ……。

そうだよな……そう思ったときだった。

僕の目の前に白髪の年老いた父が現れた。それは書店で雑誌を探している姿だった。

「健が好きだから」

そう言いながら広い書店を探し回り、棚から雑誌を見つけ、手に取った。

「よし、これは喜ぶぞ」

父は雑誌を眺めると、嬉しそうに笑った。それは「ボクシング・マガジン」だった。そしてレジに行ってお金を払った。

身体が、かーっと熱くなり、心臓が激しく脈打ち、涙が噴き出した。

父さん！

あの雑誌には、父の想いが詰まっていたのに。あの笑顔が詰まっていたのに。

僕はなんと、その「ボクシング・マガジン」をつき返してしまったのだ！

なんてちっちゃい人間なんだろう。

ごめん、父さん、本当にごめん……。

僕は、泣いた。

33　アレセンサと眼内腫瘍

翌日、薬剤師が来た。

「今日から抗がん剤、分子標的薬のアレセンサを服用していただきますので、注意事項をご説明に来ました」

「あ、はい」

薬剤師はアレセンサハンドブックと書いてあるカラー刷りのパンフレットを僕に渡した。

「へえー、こんなものがあるんですね」

「ええ、そうなんです。えっとここに、このお薬の注意事項が書いてありますので、ちょっと開いていただいていいですか」

「あ、はい」

「これから毎日、このお薬を2カプセル、朝食と夕食の食後に服用していただくことになります」

「がんが消えたら、止めてもいいのですか？」

「いえ、それは医師の指示に従ってください」

「わかりました」

ハンドブックには、この薬を飲むことで注意しなければならないことが書いてあった。まずグレープフルーツを食べてはいけない。グレープフルーツには、この薬に対してよくない影響があるとのこと。それからあまり日光に当たらないこと。その程度だった。この程度なら日常生活には、ほとんど影響なさそうだった。副作用もいくつかあるようだが、通常の抗がん剤に比べると軽微なものばかりだった。

夕食後、その日の担当看護師がベッドサイドにやって来た。胸のバッジを見ると「がん専門看護師」と書いてあった。がん専門看護師は普通の看護師よりもがんに対してワンランク上の知識を持っていることを証明する資格だった。

「これが今日から飲んでいただくお薬です」そう言うと、通常の薄手のビニール手袋の上から、さらに厚手のビニール手袋をはめた。

手袋二重かよ。

厳重な手袋で渡されたのは、２つの白いカプセルの薬が入っているプラスチックの包装容器だった。

プラスチックの包装に入っているのに、二重に手袋をはめるのかよ。超危険物扱いなんだな。

「これが分子標的薬ってやつなのですか？」

包装にアレセンサと書いてあった。

「そうです」看護師は冷たく答えた。

「手袋をしているのは抗がん剤だからですか？」

「そうです。今、飲んでください」その声は余計な会話を受け付けない高圧的な響きがあった。

僕は言われるまま、カプセルを包装から取り出し、水と一緒に身体に流し込んだ。患者が飲んだ証拠にするためか、残った包装は看護師が回収し、そそくさと帰って行った。

うむむ……。入院して初めて、ちょっといやな気分になった。抗がん剤とはいえ、ただのカプセルだし、そもそもプラスチック容器に入っているのに、手袋をして扱うのはちょっと大げさじゃないのかな、しかも二重だぞ。

それが僕のアレセンサとの出会いだった。

この日から朝晩の食事後に、アレセンサを飲む毎日が始まった。

翌朝の朝食後、昨晩とは違う若い看護師がアレセンサを持ってきた。その人は手袋をしていなかったので、ちょっと嬉しかった。

僕はアレセンサを服用するときにやろうと思っていたことがあった。昨晩は看護師の迫力に負けてできなかったが、今朝からはしっかりやろう。それはカウンセリングをしてくれたさおりちゃんのアドバイスを、自分なりにアレンジしたものだ。

看護師が渡してくれたアレセンサを目の前の机に置き、手を合わせて心の中でつぶやく。

「私はこの薬、アレセンサを飲むことで健康になります。アレセンサ、君は愛の弾丸。君は僕の身体に入るとがん細胞とハグをします。そして二つは一つになって光となって消えていきます。ありがとうアレセンサ、ありがとうがん細胞。君たちは愛です」

そしてカプセルを水と一緒に飲む。身体の中に入ったアレセンサががん細胞と合体し、光り輝いて消えて行くイメージを脳裏に描く。不思議なことに、これをやると身体が光り始める気がした。僕はアレセンサを服用するとき、必ずこのおまじないをすることにした。

その若い看護師は不思議そうに、そして暖かい視線で僕が薬を飲み終わるのを待っていてくれた。

この日の夜から便秘になった。僕は今まで便秘を経験したことがなかった。アレセンサの副作用の一つの可能性として便秘があるとハンドブックには書いてあった。便がコロコロのカチカチになってしまった。

こんなにも即効性のあるものなのか。薬ってすごいな。

翌日から胸の中がチクチクと痛み出した。今までの痛みとは違う種類の痛みだった。

これは、アレセンサが効いてきているのだろうか？

翌朝シャワーを浴びたとき、鏡に映った自分の身体を見て衝撃を受けた。肋骨の影が鮮明に浮き上がり、お腹はぺっこりとくぼんでいて、腰骨が大きく突き出ていた。身体の厚みは極端に薄くなり、小学生のようだった。その姿は、まるでアフリカの飢餓の子どものようだった。すごいな、これ……。

体重はパジャマを着て51キロになっていた。実質は50キロくらいか。

ついに、減量なしでフライ級になっちゃったな。これで減量したら、確実に死ぬな……

僕は笑った。

アレセンサを服用し始めた頃、視界がおかしいことに気づいた。

以前から右眼は黒っぽいシャッターが半分くらい降りていた。それは放射線治療が終わっても変化はなかった。視界に関しては、斉藤先生の話から2カ月くらいすれば治ると思っていたのだが、どうもそのシャッターが茶色っぽく変色し、さらに下に降りてきていた。

右眼で青空を見ると、青ではなく緑色の空が広がっていた。緑の空はSFの異世界みたいだ。また、眼球を上下に動かすと、視界の隅に毛細血管が現れた。自分の眼の血管が見えるというのも、不思議な感じだ。僕の毛細血管は美しかった。

きれいだなー、ベッドに寝ながら僕は自分の毛細血管を鑑賞した。

しばらくすると、右眼の中央が歪み始めた。視界の真ん中だけが魚眼レンズのように歪んでいた。四角のビルが、台形に見えた。おかしいな、なんだろう、これは。

左眼もおかしくなっていた。視界中央の下に茶色のハートが出現した。眼球を動かすと、ハートも一緒についてくる。

これは本当に脳腫瘍なんだろうか？　もしかして、眼の問題じゃないんだろうか？

翌朝、嶋田さんに報告した。

「はい、すぐに先生に報告しますね」嶋田さんはそう言うと、すぐにステーションに向かった。しばらくすると若葉先生がやってきた。

「どうしました？」

僕は自分の視界について詳しく説明をした。

「先生、もしかして脳腫瘍の影響じゃなくて、眼が原因って考えられないでしょうか？眼を調べてもらうことって、できます？」

「わかりました。手配します」若葉先生はそう言うと、いったん出ていき、しばらくすると戻ってきて言った。

「今日の午後に眼科の予約が取れました。そこで詳しく調べましょう」

「ありがとうございます」

さすが、ここが総合病院の強いところだな。

昼過ぎ、眼科の外来へ向かった。眼科は多くの人でごった返していた。眼科は直接命には影響の少ない病気のせいだろうか、呼吸器内科に来ている人に比べ、表情に悲壮感が少ないように感じた。

小1時間ほど待っていると名前を呼ばれた。検査の準備ができたらしい。

案内された部屋には眼の検査機器が所狭しと並んでいた。

「では、ここに座って、こちらを見てください。まずは右眼からです」

言われるままに検査機を見つめた。

「はい、正面を見てーはい、右ー……」

そんな感じで、次々と検査を受ける。1時間以上かけて、ありとあらゆる検査を受けた。

「検査の結果は先生に回しておきますので、お名前を呼ばれるまで診察室の前の椅子でお待ちください」

僕は診察室前の長椅子に座った。僕の横で何やら男性が看護師に話し込んでいるのが聞こえた。どうやら眼の手術が決まったらしい。

「どうしてもダメでしょうか？」

「はい、すみません、決まりなので」

「でも、取りたくないんです。絶対に」

「すみません、そういう決まりになってまして……」

「どうしてもダメなんですか？　本当に？」

「はい、すみません」

何を困っているんだろう？　僕は耳を傾けた。

「実は、これカツラなんです。私、これは取りたくないんです……」男性はがっくりと肩を落とした。

おお、カツラか……でも、カツラ取ったって死なないし……。なんだか微笑ましかった。

「刀根さーん」僕の名前が呼ばれた。僕は診察室に入った。そこには痩せた若い医師が座っていた。

「刀根さんは、えーっと、肺がん……ですよね」

「ええ、そうです。ステージ４です」

医師の顔が一瞬、固まった。

「えーっと、で、刀根さんの眼の検査をいろいろとさせていただきまして……」医師の歯切れが悪い。

「はあ、で？」

「実は眼に腫瘍が見つかりました」

「腫瘍ですか？」

「はい、肺がんが眼に転移したものだと思われます。これは、非常に珍しいケースです」

「そうなんですか」僕のがんは本当に働き者だ。

「で、両眼です」

「ほう！」

「右眼の歪みも、左眼のシミも腫瘍が原因だと思われます。えーっとですね……」

医師は眼の図を描いて、詳しく説明を始めた。

「刀根さんの場合、外から光が入ってきて、ガラス体を通して画像を映す膜、網膜という場所があるのですが、そこに腫瘍ができていることがわかりました。なので、シミや歪みが見えるのだと思います」

「そうなんですか……」

「眼の腫瘍は非常に珍しいので、当院にも専門家はいません。明後日、眼の腫瘍、眼内腫瘍の専門家が当院に来ますので、もう一度、その専門家の診察を受けてください」

「わかりました」

僕は眼科を後にした。まさか、眼にまで転移してるとは……。

ま、いいか、眼じゃ死なないし。

34 僕に不都合なことは起きない

翌日、廊下を歩いていると、福山先生に呼び止められた。

「刀根さん、もしかすると、結構早く退院できるかもしれませんよ」

「えっ、そうなんですか？」

「はい。通常抗がん剤を投与する場合は、副作用の状況を見るために、服用を始めてから2週間ほどは様子を見る必要があるのですが、刀根さんは大丈夫そうです」

「それは、やっぱり適合率が100％だったからですかね？」

「そうですね、それもあると思います」

「やった！」

僕は思わずガッツポーズをした。

「正式にはまたご連絡をいたしますが、おそらくそういう運びになると思われます。早ければ今週いっぱいか、遅くとも来週の頭には退院できそうですよ」

「ありがとうございます！」

退院……。

入院したときは、退院するなんてことを考えてもいなかった。あのときはもう全てお任せで、楽しむことしか考えていなかった。

退院できるんだ……また、戻れるんだ！

僕はすぐに妻にメールを入れた。

「さっき先生から今週退院できるかもって言われた。今週末の金か土。仕事の予定はどう？こっち来れる？　退院、それに合わせられるか聞いてみるから」

すぐに返事が返って来た。

「うん。金、土、日と仕事だ。7月10日の月曜日はどうかな？」

「聞いてみるね。あと、体調も結構いいんだよ」

「そうなんだ。スゴイね！　ホントよかったねー。こんな短期間で効いてくるなんて、ALKさん素晴らしい！　ありがとう！」

妻が喜んで飛び跳ねている姿が目に浮かんだ。

しばらくして、ベッドサイドに福山先生と若葉先生がやって来た。

「刀根さん、先ほどお話しました通り、やはり、退院の許可が出ました。昨日撮らせていただいたレントゲンとCTの結果も思いのほか良好で、これなら問題ないだろうということになりました。心配されていた腰椎の骨転移ですが、これもお薬でなんとか対処できるだろうと判断されました。今は放射線治療をしなくても大丈夫です。お薬を飲みながら、しばらく様子を見ることになりました。退院は今週金曜日の7日か、来週月曜日の10日、どちらでも構いません。いかがしましょうか？」

「それでは、妻の仕事が休みの10日、月曜日でお願いします」

「わかりました。よかったですね」2人ともニコニコしてとても嬉しそうだ。やはり、患者が元気で退院していくのを見るのは医者として嬉しいんだろう。

2人が帰った後、さっそく妻にメールを入れた。

退院予定の7月10日は、なんと僕と妻の24回目の結婚記念日だった。

「退院予定の7月10日は24回目の結婚記念日だね。これもシンクロだよ」

「おやー、びっくり、気づかなかった」

「25年目から新しい生活が始まるんだよー」

「ちょっと、ちょっとなんかすごいことが起きてるよ！」

「全て魂の計画。全てうまくいく。不安を感じないで信頼してごらんって、こうやって教えてくれたんだね。シンクロというか、メッセージだね」

退院するんだ……そう思ったとき、入院の前日に会った河野さんの言葉を思い出した。

「退院したらぜひ南伊勢に来てください。自然のエネルギーを浴びて弱った身体を療養されるとよいと思います。僕が小さなロッジを借りていますので、空いていれば1週間でも2週間でも好きなだけ居ていただいていいですよ。料金も格安にしときます」

よし、南伊勢に行こう、いや、行かなければ！

僕は早速、河野さんに連絡を入れた。

「こんにちは。来週の月曜日、7月10日に退院することになりました。今から思うと入院前日に河野さんと出会ってお話ししたことはとても大きかったです。これも僕の魂の計画だったんだな、と実感しています。ありがとうございます。退院したら南伊勢へ行きたいと思っているのですが、日程的にいつからいつまでの間であればお邪魔できるのか、教えていただけましたら助かります。よろしくお願いいたします」

夕方に返事が来た。

「刀根さん、こんにちは。たくさんの方が刀根さんを応援していますね。南伊勢のロッジですが、今月7月12日～20日、25日～31日の間でしたらいつでも、何泊でも大丈夫ですよ」

「わかりました。検討してまた連絡を入れますね」

僕の心はもう既に南伊勢の大自然に囲まれていた。

翌日、外部から来ている眼の腫瘍の専門家に診察してもらうため、再び眼科へ向かった。

薄暗い診察室には、百戦錬磨といった感じの男性医師が座っていた。

「刀根さんですね」

「はい、そうです」

「じゃ、ここに座って、顎をここに乗せてください」医師はそう言うと、横に置いてあったアクション映画に出てくる特殊部隊の暗視カメラみたいなスコープを装着した。ちょっとカッコいい。

「はい、右眼から行きます」

僕の右眼をスコープで覗き込む。正面からまぶしい光が眼の中に刺し込んできた。

「はい、上を見て」眼球を上に動かす。

「はい、右上……はい、右……はい、右下……」眼球が1周した。

「はい、次は左眼行きます」同じように左眼も1周。終わると医師はスコープを外して画面に映った眼の内部を凝視した。

「うん、腫瘍だね。両方あるけど左眼より右眼のほうがひどいね。腫瘍の下に水がたまってる。だから視野が歪んでるんじゃないの」

「そうなんですか」

「うん、結構大きいね、特に右眼」

「大きいですか……」

「そうだね、放射線やろう。放射線」

「放射線当てるんですか？」

「うん、このくらいだったら普通やるよ、放射線。そのくらいの大きさ」

「どのくらいやるんですか？」

「2週間だね。僕のとこだったら。2週間、毎日」

「2週間もやるんですか？」

「うんそう。まあ眼に放射線当てると確実に白内障になるけど、失明するよりいいでしょ」

「確かにそうですが……」

「ま、最終的にはおたくの病院のえっと、あなたは肺でしたね」

「はい、肺がんです」

「じゃ、呼吸器の先生方が決めることでしょうが、一応そういうことで報告しておきますから。あとでおたくの担当の先生からどうするか聞いてください」

「担当って、肺のですか？」

「いいえ、眼科の先生です。後で呼ばれますから、外で待っててください」

僕は外に出ると、指定された診察室の前の長椅子に座った。

うむむ……この流れは何だ？

せっかく7月10日に退院が決まったのに。2週間も延びるのか？　7月10日は結婚記念日なんだぞ。まるでパズルのピースがぴたっとはまるように、全てがうまくいっていたのに……。

僕は不安になった。僕の勘違いだったのか？　流れが逆流し始めたのか？

いや、待て、違うだろ。

深いところから声が聞こえた。

引き寄せるのさ。

自分が望む未来を引き寄せるんだよ。アレセンサだって引き寄せただろ。退院ぐらい引き寄せなくてどうするんだよ。弱気になるな、イメージだよ、イメージ。

僕は心の中で念じた。

「僕に不都合なことは、起こらない」

「僕に不都合なことは、起こらない」

「僕に不都合なことは、起こらない」

「僕は7月10日に退院して、南伊勢に行くんだ！」

しばらく待つと名前が呼ばれたので、診察室に入った。そこには先日話をした若い医師が座っていた。

「腫瘍外来の先生から報告を受けまして……刀根さんの呼吸器の先生とも話をさせていただきました」

「はい」

「で、結果としましては……」

「結果は？」

「薬の効果を期待して様子を見ることになりました」

やった！

「定期的に診察をして、少しでも悪くなるようだったら、放射線治療を行なう方向で決まりました」

「ありがとうございます」

7月10日、退院が正式に決定した。

35　退院

7月10日の朝、妻がゴロゴロと荷物を入れるカートを引いてやってきた。僕は衣類や日用品などの荷物をカートに入れた。ふとメモ帳が目にとまった。このメモ帳には何月何日にどんな検査や治療を行なったか、誰がお見舞いに来てくれたのかが詳細にメモしてあった。

6月13日に入院して、7月10日に退院か……何日入院していたんだろう？ 数えてみると、今日がちょうど28日目だった。

28日か、いろんなことがあったな……お見舞いに来てくれた人を数えると、74人だった。こんなにたくさんの人が来てくれたんだ、ありがたいなぁ。この人たちの想いも、今の状況を連れてきてくれたんだ。本当にありがたい。僕はメモ帳を胸に抱いて、ひとりひとりの顔を浮かべて心の中でお礼を言った。

「今日で退院ですね、おめでとうございます」嶋田さんが嬉しそうに笑って言った。

「本当にお世話になりました。ありがとうございました」僕は頭を下げた。

「私も少しさみしくなります」

「僕もです。本当にこの病院は居心地がよくて……もっと入院していてもいいかなって、思うぐらいで……」

「でも、退院が決まって本当によかったです。これからもお大事にしてくださいね」

「ありがとうございます」

嶋田看護師にお別れを言い、山越師長に挨拶をして約1カ月いたこの場所を後にした。

食堂から見える素晴らしい景色とスカイツリー。

明るい廊下や、感じのよい看護師たち。

本当にお世話になりました。ありがとうございました。

僕は心の中で、東大病院に別れを告げた。

退院手続きを1階の入退院センターで行なった後、妻と2人で病院を出た。

入院したときと違って、外は初夏の温かい風が吹いていた。

こんな季節になっていたんだ。

横を見ると、妻が笑っている。

ああー、退院できて、本当によかった。なんて幸せなんだろう。


病院を出て歩くと、まだまだすぐに息が切れた。股関節もズキズキと痛んだ。アレセンサを飲んでまだ10日あまり。そんなにすぐには効くはずもない。僕はゆっくり休みながら歩き、電車とバスを乗り継いで家に帰った。

「ただいまー」

誰もいない部屋に僕の声が響く。ひと月ぶりに家に帰ってきた。不思議な感じがした。

ここを出るとき、帰って来ることは想像できなかった。もう二度と帰って来ることはないと思っていた。それが、今、ここにいる。僕は、生きて、ここに戻って来たんだ……。

胸の中がじーんとした。

「ちょっと休もうよ」妻が言った。

「ううん、お風呂、入りたいな」

病院ではずっとシャワーだったので、湯船に浸かりたかった。妻がすぐに湯船にお湯を張ってくれた。

湯船に浸かると、暖かなお湯の熱が身体にしみ込んできた。手や足の指先がジンジンと喜んでいた。

あー、気持ちいいなー、お風呂って、最高。

ん？

そのとき、風呂場の床がカビで黒くなっていることに気づいた。

おっ、カビてんじゃん。

僕はタワシを取ると、ゴシゴシと床をこすり始めた。すぐに真っ黒な汚れがお湯とともに流れ出した。

ゴシゴシ、ゴシゴシ……。

ザーッとシャワーで流すと、床はぴかぴかになった。

やった、キレイになったぞ。スッキリだ。

ん？

何やってんだ、僕は？

退院したばっかなのに、風呂場の掃除なんかしてる……。

キレイになった床を見ながら、思わず苦笑いしてしまった。

36　南伊勢へ

退院から1日あけた7月12日、僕と妻は2人で東京駅にいた。河野さんと日程調整をした結果、12日から18日までの7日間、南伊勢に滞在することが決まっていた。

自宅から東京駅まで、バスや電車を乗り継いで行く。東京駅に着いたときに、僕は疲れきっていた。体力が相当落ちていた。なんたっておとといまで入院していたのだ。東京発、新大阪行きの新幹線の座席にどさりと腰を下ろした。

「サンドイッチ、買ってきたよー」

妻が買って来たサンドイッチをモグモグとほおばる。よく考えてみると妻と2人の泊りがけの旅行は新婚旅行以来だった。しかもちょうど24年前の今日が新婚旅行出発の日だったのは何か深い意味を感じさせた。そう、この南伊勢旅行が本当の意味での2度目の新婚旅行だった。

これは、再出発のお祝い旅行だな。

サンドイッチを食べる妻を横目に、そう思った。

「食事制限は、南伊勢から帰ってからにしよう」僕が言った。

「うん、今度はどうしようか？」

「そうだね、玄米菜食のゲルソンはあまり効果がなかったから、今度は糖質制限をやってみようか」

「ああ、あれね」妻は糖質制限のドクターの話を思い出したようだった。

「ま、しばらくは好きなものを好きなだけ、食べよう」

「そうだね」

新幹線を名古屋で降り、近鉄で南へと向かう。電車は津、四日市、伊勢を過ぎ、お昼過ぎに鵜方《うがた》駅に到着した。

改札のところで河野さんが手を振っていた。

「よく来てくれました、ありがとうございます。お疲れでしょう」

河野さんはそう言うと、僕の荷物を車にさっと乗せた。

「私の家でご飯を食べましょう」

そのまま3人で車に乗り込んだ。車窓から木々の緑や、海がチラホラと見えた。なんだか少し、懐かしい感じがした。静岡にある母の実家に雰囲気が似ていたからかもしれない。

30分ほど走った後、河野さんのお家に到着した。

家は小さな入り江から少し奥に入ったところにある、こぢんまりとした綺麗なお家だった。

「さ、お入りください。野菜カレーを作ってあります」

河野さんの奥さんの手作り野菜カレーをご馳走になった後、河野さんは言った。

「宿泊先のロッジはここからさらに1時間ほどかかります」

再び3人で車に乗り込んだ。車窓から見える景色は、どんどん緑が色濃く、時折左側に現れる青い海も間近になってきた。

「刀根さんのお知り合いで舟橋さんという方、いらっしゃいますか？」河野さんが聞いてきた。

「あ、はい、います」

舟橋さんは僕が10年ほど前に心理学を教えた人だった。確か彼も四日市在住だから、同じ三重県の人だ。とにかく何でも学ぼうという、学習意欲のとても強い人だった。数年前に四日市で仕事があったとき、夜に食事したことを思い出した。

「今朝、その舟橋さんからメールをいただきまして……」

「えぇー、そうなんですか。僕が河野さんの名前をフェイスブックに書いたからだと思います。きっとそれで名前から検索したんですね。さすが舟橋さん、でもよりによって、今朝なんですね、面白いですねー」

僕は入院初日の6月13日、河野さんのことをフェイスブックで簡単に記事にアップしていた。

「なんかシンクロしてますよね」河野さんも笑った。

「そうそう、舟橋さんは確か四日市の方ですから、同じ三重県ですよ」

「そうなんですか、すごいですねー。舟橋さんに、今日刀根さんがこちらに来られることをお伝えしてもいいでしょうか？　きっと、びっくりされると思いますよ」

「はい、全然構いません」

そんな話をしているうちに、車は目的地に到着した。そこは新桑《さらくわ》という地名で、目前にはリアス式の入り江が深く青い海水を満々とたたえ、背後には緑濃い木々がうっそうと茂り、山々が間際に迫っている場所だった。

車を降りた瞬間、野鳥たちの声が僕の耳に響いてきた。

ホーホケキョ、ピピピーッ。

それは僕が毎日、ベッドの上で至福に包まれながら聴いていた、あの鳥たちの声と同じだった。

「うわーっ、鳥の声。しかもホンモノだ」

鳥たちの声は間断なく、うるさいほど響いてくる。

「ええ、ここは人の手が入っていない場所なので、いろいろな野生動物たちもたくさん住んでいるんですよ。あの声はウグイスですね、それと、今のはホトトギスですね」

河野さんは鳥たちの声を聞きながら解説してくれた。

「ロッジの向こう側に川があります。そこではイノシシも見ることができますよ。朝晩、水を飲みに来るんです。私は鹿や猿に会ったこともありますよ」

「へぇー、そうなんですか、ぜひイノシシ君には会いたいですね」

「刀根さん、深呼吸してみてください。都会と違うでしょ」河野さんがいたずらっぽく笑った。

僕は大きく息を吸ってみた。まだまだ呼吸は浅かったが、それでも都会とは明らかに違う空気だった。

そう、濃い。空気が濃密、空間に生命エネルギーがみっしりと詰まっているように感じた。空気を吸っただけで、肺や身体の細胞が喜んでいるように感じた。

「ここにいるだけで病気が治っちゃうんじゃないだろうか……」僕はそんな気がした。

「ここに宿泊していただきます」

河野さんが案内してくれたのは小さなロッジだった。妻と2人なら全然問題ない広さだ。

「私のお気に入りの場所にご案内したいのですが、刀根さん、体調は大丈夫ですか？」

「はい、そんなに遠くなければ、問題ありません」

「じゃあ、行きましょう。15分くらい歩きます」

河野さんはそう言うと、僕たちの前を歩き出した。

まばらな民家を抜け、森の中に入っていく。耳元ではクマゼミがジイジイと猛烈に鳴いていた。鳥たちもホーホケキョ、ピピピピーッと鳴いている。

すごいな、本当に自然の中に来たんだな。おとといまで病院にいたのに……。僕は不思議な感覚に包まれていた。

「ここです、どうですか？　私はここが大好きなんです」

河野さんが案内してくれた場所は、森の中に突如出現した聖なる空間のような草原だった。

「うわぁー、気持ちいいですねー」

「ここは誰も来ません。一日中、寝っころがっていても、誰にも会いません。そして何より〝氣〟がいいでしょう？」

河野さんの言うように、爽やかで大らかなエネルギーが満ちた空間だった。

「ここで横になると、最高に気持ちいいんです」河野さんは嬉しそうに笑った。

「今日はもうお疲れでしょうから、明日以降、お時間があるときに好きなだけここで寝てください。きっと身体も喜ぶと思います」

「そうします。ありがとうございます」僕と妻は2人でお礼を言った。

ロッジに帰ると、河野さんは言った。

「明日から私のヒーリング、『ビーイングタッチ』をお教えします。楽しみにしていてくださいね」

「はい」

今回の南伊勢は自然の中で休養するだけではなく、河野さんのヒーリング手法も教えてもらうことになっていた。僕も妻もヒーリングができるようになるかもしれない。それも楽しみの一つだった。

37 ヒーリングと伊勢神宮

翌日から3日間、河野さんの独自ヒーリングメソッド、『ビーイングタッチ』を教えてもらった。

「技術を教える前に、私の大事にしている世界観をお話ししたいと思います」河野さんはそう言うと、話し始めた。

「多くの人が、人生は修行の場だと言います。確かに、そんな見方もできると思いますが、私は人生は、基本的に遊びだと思っています。私たちは一生分のパスポートを持って、様々な感情体験というアトラクションに乗るために、この地球というテーマパークに遊びに来たと考えてみるとどうでしょう？　すると、地球で体験するどんな困難や試練やトラブルも問題ではなく、どんなにつらい感情や隠したいような弱点や欠点も問題ではなく、私たちの愛を成長させるための課題、挑戦、冒険なのかもしれません。ここに遊びに来ると決めたのは、自分です」

「なるほど、遊びですね……」

サンスクリット語のLEELAという言葉を思い出した。確か、同じような意味だった。

「深刻になることと、真剣に生きることとは違います。人生観や生命観が気づきによって拡がる分だけ、その人の可能性の枠も大きくなります。実際に、もっと遊んでいいんだよ！と自分に許可するだけで、身体の治癒のスイッチが入る人がいます」

「なるほど」

「私がこれからお伝えする『ビーイングタッチ』は、思考レベルの深刻さや頑張りは必要ありません。専門知識も不要です。むしろそれらをいったん脇に置き、リラックスして今この瞬間の叡智《えいち》に身を任せてみます。すると、そこに新しい癒しの空間が、別の言い方をすると、創造的な遊びの空間が現れるのです。その空間の中で問題にフォーカスするのではなく、自分の生命力や喜びを上げていくことに集中してみます。するとやがて問題はいつのまにか落ちていきます」

「落ちていくんですね」

「そうです。セラピストやヒーラーを目指す人にとって、テクニックの習得よりも大切なことがあります。テクニックより大切なことって、何だと思いますか？」

「そうですね、Be、自分のあり方だと思います」

「さすが刀根さんです。そう、あり方です。あり方とは、ひと言で言うと存在の質です。ある意味、私たちは精神的な磁石のような存在です。愛、喜び、優しさ、自己信頼をベースに動き始めるか、それとも、不安、恐れ、混乱、自信のなさをベースに動き始めるかで、選択して始める行為は同じでも、引き寄せる結果や、創造する現実は全く異なってきます。どんな健康法や治療法にも不安や恐れをベースに行なっている限り、エネルギー的には不健康な治療法になってしまうんです」

「なるほど、僕もがんの恐怖に駆られながらいろんなことをやりましたもん。やっぱりBe、あり方が大事なんですね」

　その日から数日間、河野さんから様々なヒーリングのテクニックを教わった。ヒーリングなんて特別な人しかできないと思っていたが、河野さんの教える『ビーイングタッチ』は違った。自分の中に流れるエネルギーフィールドを感じ取ることさえできれば、難しいものではなかった。河野さんの教え方がよかったのだろう、僕も妻も数日でできるようになった。

　河野さんがいないとき、妻は覚えたてのヒーリングをしてくれるようになった。それはとても心地よく、身体が自然に癒され、活性化しているように感じた。

大自然に包まれ、ヒーリングに癒され、僕はどんどん元気になっていった。


南伊勢に来て5日目の夕方、舟橋さんが訪ねてきた。初日に河野さんに連絡を入れてきた四日市在住の友人だ。

「いや、今日伊勢で仕事がありまして、それを終わらせて来てしまいました。本当は東京にお見舞いに行きたかったんですが……」

「いやー、ここに来ていただけるだけで嬉しいですよ」

「しかし驚きましたよ。河野さんにメールを入れたら、刀根先生がいらっしゃる、まさにその日の朝だなんて。なんというシンクロニシティなんでしょうか」

「ホント、不思議ですよねー、その日の朝ですもんね」その後、数年ぶりの会話ははずんだ。

「明日は最終日ですよね。どこかに行かれるのですか？」舟橋さんが聞いた。

「はい、伊勢神宮の観光に行こうと思ってます。まだ行ったことがないんですよ。ですから伊勢の内宮と外宮は行きたいと思ってます」

「そうですか……」舟橋さんはちょっと考えると言った。

「伊勢神宮と言えば、私がぜひおススメしたいのは瀧原宮《たきはらのみや》です。ちょっと離れたところにありますけど、あそこはいわゆる『氣』が違うんです。私なんか、参道を歩いているだけで鳥肌が立ちますから」

「そうなんですか、そんなにすごいんですか」

舟橋さんは、瀧原宮で自分が感じたいろいろなことを熱心に話してくれた。そういえば、河野さんも瀧原宮を勧めてくれていたし、以前伊勢に行った姉も瀧原宮はすごかったと言っていた。僕はそれを断って有名な内宮と外宮に行く予定にしていた。

もしかして、これは瀧原宮に行けってことなのかもしれない。舟橋さんはそれを伝えにきてくれたのかも。僕は決めた。

「ありがとうございます。明日はやっぱり瀧原宮に行くことにします」


最終日の朝、河野さんに話すと、彼はニコッと笑って言った。

「私も、それがいいと思います。何しろ、エネルギーが違いますから」

僕は河野さんや妻と3人で瀧原宮へ向かった。車で山道を分け入っていく。瀧原宮は、伊勢神宮からかなり離れた山中にあった。

山の中にたたずむ瀧原宮はひっそりしていて、参拝者もほとんどいなかった。一説によると、伊勢神宮の内宮は、最初はここにあったのだとか。元々の聖なる場所だからなのか、強いエネルギーを感じた。空気密度が高い気がした。

左右に巨大な木がそびえ立つ真ん中に、1本の参道が奥に続いていた。神聖な雰囲気の参道をしばらく歩くと、川の流れが聞こえてきた。河野さんが呼ぶ声が聞こえた。先に歩いていた河野さんが川岸に立っていた。

「こちらに来てみてください。実は、この川のエネルギーがすごいんですよ」

確かに何か見えないものが上流から川の水とともに流れて来ているように感じた。

「ほら、カエルもいるよ」妻の手のひらの上には小さなカエルが乗っていた。

「さあ、本殿はこの上です」河野さんが上を見上げた。

僕たち3人が川の横の道を上がると、本殿が見えてきた。

普通の神社と違い、木肌そのままの木材で作られた質素な社《やしろ》は、深い緑の森の中に凛としたたたずまいで建っていた。

河野さんが僕の肩をちょんちょんと突いた。

「刀根さん、あそこに立ってみてください」

「え？」

河野さんの指差した先は、何か神聖な雰囲気のする大きな木の根元だった。

「あそこは知る人ぞ知る、パワースポットなんです。刀根さんは今、身体が弱っていますから、エネルギーをいっぱい浴びたほうがいいと思うんです。ぜひ」

周囲には僕たち以外、人はいなかった。

「はい、そうですね」

僕は河野さんの指差した大木の根元に立った。

すると……何かが地面からものすごい勢いでせり上がってきた。ぐおん、ぐおん、と渦を巻くように、エネルギーが身体を登ってきた。

うわぁー、なんだこれは。これはすごい！

スパイラルの渦巻くエネルギーが尾てい骨から頭頂へ突き抜けた。ビリビリと背骨が下から突き上げられるように感じた。

し、しびれる……。こんなの初めて。神様っているのかもしれない。いや、神様というより、地球のエネルギーってことなのか。

僕はしばらくこのエネルギーを浴び、本殿にお参りをしてから瀧原宮を後にした。

瀧原宮から伊勢神宮の外宮に向かう車中、窓から森を眺めていると、山や森たちが僕に話しかけてきた気がした。

「よく頑張ったね、もう大丈夫だよ」

それは南伊勢の自然たちの声のように感じた。彼らが一生懸命、弱った僕の身体にエネルギーを送ってくれているように感じた。目の前がユラユラとしてきた。

ありがとう、木よ、山よ、鳥たちよ、本当にありがとう。僕は大自然からも愛されていたんだ。

僕は、２人に気づかれぬように、泣いた。

こうして南伊勢での濃密な1週間が終わった。

南伊勢に行く前とは全く別人になったように、僕の体調は回復していた。

38　そして……

南伊勢から帰ってきた翌日の7月19日、再び東大病院へ行き、全身のＣＴ撮影と血液検査を行なった。そして翌日20日、妻と2人で検査結果を聞きに行った。

外来の井上先生は僕を見て言った。

「長い入院、お疲れ様でした。体調はいかがですか？」

「はい、ずいぶんと元気になりました。退院してから南伊勢に1週間ほど行きまして、自然の中で療養してました」

「ほう、それは活動的ですね」

「野生のイノシシとかも見ましたよ」

「へえー、野生ですか、すごいですね」

「ええ、そのおかげか、本当に元気になりました」

「それはよかったです。えーっと、今日はいいお知らせと悪いお知らせがあります。どちらから聞きますか?」

「では、悪いほうからお願いします」

「はい、血液検査の結果なのですが、肝臓の働きを表す二つの数値、ASTとALTがともに基準を大きくオーバーしています。おそらくアレセンサの副作用だと思われます」

ASTは基準値が13〜30のところ109、ALTは基準値が10〜42のところ188と大幅に上回っていた。

「せっかくお薬の効果が出ていて残念なんですが、このままこのお薬を飲み続けると肝臓に負担がかかって、思わぬ症状が出る可能性があります」

「はい」

「ここは1週間ほどアレセンサを止めて、肝臓の数値が元に戻るか見てみたいと思うのですが、いかがでしょうか?」

「はい、全然問題ありません」

僕はもう、アレセンサなしでも治ってしまうような気がしていた。

「では、次回は1週間後に診察を行ないますので、今日から休薬して来週の数値を見て判断しましょう」

「はい、では、いいお知らせのほうを」

「はい、昨日のCTの結果ですが……がんが……」

「はい……」

僕も妻も、息を止めた。

「顕著に縮小しています！」

井上先生はＰＣ画面を僕たちに見せた。そこには6月14日と7月19日に撮影した画像が左右に並べてあった。見比べると、左肺にあった原発巣のがんがものすごく小さくなってる！

「かなり小さくなってますね。ほら、ここです」井上先生はＣＴ画面をペンで指した。それは素人が見てもわかるほど小さくなっていた。井上先生はＣＴ画面上で定規スケールを出し、腫瘍の大きさを計測した。

「えっと、前回6月14日のＣＴでは、この原発巣は約４・８センチ×３・３センチでした。昨日は１・８センチ×１・３センチくらいになってます。容積では8分の１くらいでしょうか。それと、右肺の小さな腫瘍もほとんど消えていますね」

僕の右肺に光っていた『満天の星空』のような数え切れないがんたちが、ほとんど消えていた。井上先生がところどころボコッと黒く写っているところを、ペンで指しながら言った。

「ここは消失したと思われます」

「消失……」

どこか異次元に行ってしまったんだろうか？

「脳もこんな感じです」

続いて、脳のCT画像を出した。

「えーっと、脳腫瘍もほとんどわからないくらいになってます。この画像では、以前どこに腫瘍があったかわからないくらいですね」

おお、すごいや。

「先生、他は？　他のところは？」

井上先生は、それぞれの臓器のCT画像を一通り出しながら言った。

「はい、肝臓や腎臓、脾臓のがんもほとんど消えていますね」

おお、なんと。

井上先生は僕の骨のCT画像を映し出すと、ペンで指しながら言った。

「骨の修復も随分進んでいますね。この白いところが修復され始めているところです」

画像では真っ黒だった骨の部分に、白い新しい骨が形成されていた。

「腫瘍マーカーCEAは34・2と基準値5・0を大きく上回っていますが、前回6月のときは50・0でしたから、かなり下がっています。いい感じですね。これからおそらく、どんどん下がるでしょう」

「おお、いいですね」

「アレンセサを飲んで肺がんが全部消えた人はいるんですか?」僕は聞いてみた。

「ええ、私の知る限りではCT画面上でがんが全く見えなくなった人は数%以下です」

「じゃあ次、僕はその数%以下になりますから」僕は笑いながら言った。

なんと、僕の身体中に転移していたがん、あんなにあったがんが、たった20日でほとんど消滅していた。


僕と妻は病院を出ると、目を合わせ、ニッコリ笑った。

「奇跡だね。奇跡が起こったんだよ」

「すごいね、よかった、本当によかった。神様にありがとうって、お礼を言わなくちゃ」


確かにアレセンサの威力は大きかったかもしれない。でも、僕は思う。それだけじゃない。今までの厳しい食事制限による身体の浄化。〝悲しみ〟という抑圧された感情の排出。南伊勢の大自然の力、ヒーリングの力。

自分を超えた大いなる存在と、魂の計画への信頼。そして、何より妻の献身的な看護と僕への愛情。僕を心配してくれている息子たちや父や母、姉、お見舞いに来てくれた人たち全ての想い、全ての力がパワーとなってこの結果を連れて来たんだ。

1週間後の血液検査で肝臓の数値は元に戻り、なおかつ腫瘍マーカーCEAも引き続き下がっていたので、アレセンサは通常量服用することになった。

8月中旬、退院して初めてのお盆で帰省したとき、母が言った。

「実はね、言わなかったけど、健が年を越すのは難しいと思っていたの。だから今は本当に幸せ。私はね、あなたが生きているだけで幸せ。そう、生きてくれているだけ、それだけで私は幸せなの」

そう言って、目頭を押さえた。

そうなのか……、いや、そうなんだ。

がんになる前までの僕は生きることに対して、無意識に多くの制約や責任や義務を自分に課していたのかもしれない。自分はそれらをクリアしなければ、それを果たさなければ生きている価値がない、とでもいうように。

実は違うんだ。人は皆、生きているだけで充分なんだ。生きていることそのものが奇跡であり、喜びであり、幸せなんだ。僕もそうだし妻もそう。子どもたちもそうだ。いや、僕の家族だけじゃない。この世界に生きている人、全てがそう。みんな生きているだけで、もうそれだけで充分に奇跡で素晴らしいことなんだ。

8月末にステロイド剤デカドロンの服用を止めたこともあり、一時的に体調が落ちたが、その後順調に体力は回復し、10月下旬には股関節と坐骨も痛みはなくなり、普通に歩けるようになっただけでなく、短い距離なら走ることもできるようになった。

11月には腫瘍マーカーCEAの数値がついに基準値に入った。CEA以外の指標、ALPとKL‐6も同じ頃に基準値に入った。

12月末には放射線治療でいったん抜けた髪の毛は生えそろい、帽子をかぶらなくてもよくなった。肺の中のチクチク、ズキズキした痛みも徐々に消え、時々思い出したようにチクっとする程度になった。

翌年2018年1月のCT検査では、僕の原発のがんは白い霞みたいなモヤモヤに変わっていて、井上先生いわく「多分何かの痕みたいになっているのが写っているのでしょう。活動はしていないと思われます」とのことだった。

そして、3月には嗄れた声もずいぶんと戻り、がんになる前と同じように声が出せるようになった。

こうして、とてつもない体験を僕の人生に刻み込み、がんは僕の元を去って行った。

第二部

がんが教えてくれたこと

〜人生に奇跡を起こすサレンダーの法則〜

あれから2年ほど経った。

幸いなことにがんは再発することなく、今日に至っている。体重も6キロほど戻り、あの骨と皮のようだった身体にも筋肉と脂肪が戻ってきた。

先日、定期健診のときに井上先生に聞いてみた。

「先生、今、僕の身体にがんはないと思うのですが、これは寛解ではないのですか?」

「そうですね。極めて寛解に近い状態、まあ寛解と言っていいでしょう」

井上先生はそう言って嬉しそうに笑った。

そう、今、僕の身体の中にはがんの影は全くない。

体力的な理由でボクシングのトレーナーは辞めたけれど、研修講師の仕事はまたできるようになった。

ふと、街中を歩いているとき、あの息苦しさを、階段を上っているとき、あの股関節の痛みを、電車に座っているとき、あの坐骨の痛みを思い出すことがある。平穏な日々を過ごすなかで、懐かしいような痛みとともに、ある疑問が頭にまたたくことがある。

がんの宣告を受けてからがんが身体から消えるまでの11カ月間の、あの筆舌に尽くしがたい体験はいったいなんだったんだろう、と。あれはいったい、なんだったのか?

あのとき、まるでロールプレイングゲームのように次々にステージが変わり、そのたびに多くの人と出会い、多くの体験をした。

僕はがんによって何を得て、どう変わったのだろう。

がんは僕にどんな景色を見せたかったのだろう。

僕の〝魂の計画〟は何を経験したかったのだろう。

寺山先生のワークショップで引いたカードは「the purpose（目的）」。

岩山からツルハシで光る鉱石を掘り出す人の絵。

岩山は何なのか？

ツルハシは何なのか？

光る鉱石は何なのか？


ここでは、これを僕なりに探っていきたいと思う。

（1）病気の原因

病気になる、ということは、健康でなくなる、ということ。健康でなくなるには理由がある。

僕なりに考えた結果、病気には四つの原因があることに気づいた。
それは、
身体の原因
心の原因
エネルギーの原因
魂の原因
一つずつ、見ていきたい。今病気の人も、そうでない人も多少の参考にはなると思う。

①身体の原因

身体の原因というのは、身体に負担をかける生活習慣のこと。僕は昼は研修講師、夜はボクシングジムのトレーナーとしてほぼ毎日、朝から晩まで活動していた。どんなに疲れていても、その活動にブレーキをかけなかった。それが自分らしいと思い込んでいた。

僕は身体の疲労を無視し、常に緊張感の中に身を置き続け、ダメージを身体に与え続けていた。緊張状態のときに強くなる自律神経の交感神経優位で毎日を過ごしていた。いわゆる刺激中毒だ。

昼は多くの人前で話し、夜は負けることが許されない勝負の世界にどっぷりとつかっていて、それが自分だと思っていた。やりがいや充実感を感じてはいたものの、疲労は確実に身体を蝕《むしば》んでいた。

妻から休みなさい、早く寝なさいと言われ続けていたが、全く耳を貸さなかった。食事は毎日午後10時過ぎ、入浴は湯船に入らずシャワーで済ませていた。これでは身体は休まらない。

緊張すると血管が収縮する。それゆえ手足が冷え、血流は悪くなり、多量の活性酸素が身体中にたまってしまう。しかも、がん細胞は低体温を好む。

活性酸素は細胞を傷つける。傷ついた細胞が修復するときに起こるDNAコピーミスががん細胞。こういったがん細胞は毎日5000個は生まれると言われている。

また、緊張状態になると白血球内のリンパ球が減ってしまうことを知ったのは、がんになってからだった。リンパ球はがん細胞をやっつける重要な白血球で、僕はそれが減ってしまっていた。

こういった生活習慣ががん細胞の増殖を許してしまったのではないだろうか。

交感神経中心、刺激中毒の生活習慣が、僕のがんの増殖を加速させた原因の一つだと思う。やはり、疲れたら休まないと病気になるのはあたり前だろう。緊張と弛緩のバランスが大事だと思う。僕はそのバランスが取れていなかった。身体をゆるめる、温めるのは健康の基本中の基本だと思う。

②心の原因

心の原因というのは、〝生き方〟のこと。第一部にもあったように、僕の父は厳しい人だった。僕は常に「ここが間違っている」「もっとこうしなさい」「まだまだ足りない」と指摘を受け続けて育った。父としては教育のつもりだったのだろうが、僕はありのままの姿を受け入れてもらえない悲しみを抱え、そのうちに父に近づくのを諦めた。近づくと傷つくから。

僕は父に認めてもらえないことで、心の深い部分で〝自分はダメな人間なんだ〟という自己概念を作ってしまった。そしてそれを感じなくて済むように、周囲から認められるために〝完璧な自分〟を作り上げようと必死になった。

しかし、常に完璧でいるなんてことはできるはずがない。完璧を目指すがゆえに、完璧でないところに気づいてしまう。そして自分にダメ出しをする。つまり、僕の頭の中に、ダメ出しをする父の声が住み着いてしまって、常にダメ出しをし続けていた状態だった。

研修講師やトレーナーの活動にブレーキがかからなかった原因は、ここにあると思う。僕は常に完璧を目指していた。研修講師ではアンケートで満点を、トレーナーでは全戦全勝を目指していた。

少しでも結果がよくないと、自分にがっかりして無力感に襲われてしまう。一番最初に作ってしまった自己概念「やっぱり僕はダメな人間なんだ」に戻ってしまう。

それはいやだ、感じたくない、違う、僕は違う、ダメな人間じゃない！

そうやって、その自分を感じないように常に完璧な結果を目指し、常にアクセルを踏み続ける生き方……。こんなストレスフルな生き方では、病気になっても仕方がない。ブレーキの利かないスポーツカーのような生き方は、病気になってあたり前なのかもしれない。

よく言われていることだけれど、ダメな自分、完璧じゃない自分も受け入れて、大切にしてあげることが大事なんだと思う。

③エネルギーの原因

エネルギーというのはわかりやすい言葉だと〝氣〟のこと。東洋医学の考え方（陰陽五行説）では、ネガティブな感情エネルギーは、それぞれたまりやすい臓器があると言われている。代表的なものとして〝怒り〟は肝臓、〝不安〟は腎臓、そして肺は〝悲しみ〟。

僕の場合、大好きだったお父さんから受け入れてもらえなかったという〝悲しみ〟が発端となり、「僕は愛されていない」「僕なんか、愛されるはずがない」と気づかぬうちに自分の中で〝悲しみ〟というエネルギーを雪だるまのように大きく育ててしまった。

がんの闘病中に母から「お父さんはあなたのことを本当に愛しているのよ」と言われたとき、そんなことを想定したこともなかった僕は、ぽかんとして何のことだか全く理解できなかった。あの父が、僕を愛しているはずないじゃないか、そんなこと考えてもみなかった、というのがそのときの本音だ。

僕は〝近づくたびに傷つく〟という〝悲しみ〟からの絶望感で、父からの愛情を一切シャットアウトし、全く感じないようにしていた。父との間に高く厚い壁を作り上げてしまっていた。今振り返ってみると、それは全くもって僕の勘違いだったとわかるのだけれど、当時の僕はまだ子どもで、そこに気づいていなかった。

エネルギーの視点で考えると、僕の肺がんは僕自身が自分の中で大きく育てた〝悲しみ〟のエネルギーが原因だと思う。〝悲しみ〟のエネルギーが肺にたまり、ある閾値《いきち》を超えたことでDNAスイッチがONになり、がん細胞が増殖を始めたのではないだろうか。

したがって、さおりちゃんのカウンセリングを受け、緊急入院の直前に父に全てを話し、自分の中にたまっていた〝悲しみ〟のエネルギーを身体から排出できたことは、とても大きなことだった。

④魂の原因

僕は個人的には、これが一番の原因ではないかと思っている。人は生まれてくる前に、大まかな人生の青写真を描いてくる、と言われている。誰を親として生まれるか、誰と出会い、別れ、誰と結婚するかなど大雑把な計画を立てて生まれてくるらしい。

僕の場合、肺がんのしかもステージ４などという劇的な出来事は、この青写真、つまり魂の計画で予定されていたイベントだと考えられる。

身体や心、エネルギーなどの原因はあるかもしれないが、魂の計画に沿ったものでなければイベントとして実際には起こらないと思う。なぜなら、僕よりも遥かに厳しい環境や状況で生きてきた人たちが全員がんになっているわけではないから。そういう人たちから見れば、僕なんて甘く恵まれた環境でぬくぬく育ってきた人間にしかすぎないと思う。

ではなぜ僕なのか？　それは僕の魂の計画だったから、というのが僕的には一番納得のいく理由だ。

魂には〝よい〟〝悪い〟の判断はない。判断するのは生まれてから発達する自我（エゴ）。魂は死なない。だから魂にとって〝死〟は避けるべきものではない。魂は〝死〟をも含め、ただひたすらたくさんのことを、多くのことを、珍しいことを、面白そうなことを体験したいだけなんだと思う。

僕の魂は今回「肺がんステージ4体験」をしたかったのだろう。幸いなことにサレンダー（明け渡し）が起こった後、「ああ、治るな」と深いところからメッセージが湧いてきた。つまり僕は今回の生で「肺がんで死にそうになるけど、ギリギリで生還する」という体験をすることを青写真に描いてきたのだと思う。

自分の目の前に起こっていることが受け入れがたい事実であればあるほど、魂の視点で意味づけを行なうと不思議と落ち着く。

「この出来事で、魂は何を体験したがっているのだろうか？」

「この体験で、魂はどんな経験値を積もうとしているのか？」

意味づけができると、その状況にのみ込まれずに客観視することが可能になる。

河野さんが言っていた「エレベーターに乗って視点の位置を上げると、視野が広くなり、目の前に起こっていることの意味がわかるようになる」ということは、こういうことなんだと思う。

『夜と霧』で有名な心理学者ヴィクトール・フランクル博士が提唱したロゴセラピーは「意味づけ療法」と言われているが、この意味づけを魂の視点で行なうことで、より高い視点での意味づけが行なえると、僕は思う。

魂というものが本当にあるかはわからない。現代科学でも証明はされていない。でもそういった視点を一つ持つことで、自分の状況や感情などを客観視して俯瞰《ふかん》できるのであれば、充分に意味があることだと思う。


これら四つの観点から見てもわかるように、病気というのは、ある意味で目覚まし時計だと思う。今までの慌ただしく流される毎日をちょっと立ち止まって振り返りなさい、生き方が間違っているよ、と言っているような気がする。

そのときに心に浮かんできたこと、それは身体かもしれない、心かもしれない、エネルギーかもしれない、魂かもしれない、どれかはわからないけれど、ふと浮かんでくるものが、病気が伝えたいメッセージなのではないだろうか。

しかし辛く苦しい体験をしても、それを振り返り、意味を探り、自分の腹に落とし込むという作業をしないと、ただの病気の犠牲者になってしまう。それではせっかくの苦しい体験がもったいないと思う。

これは病気に限ったことではなく、全ての体験に言えることだと思う。

入院が決まった翌日、フジコさんが僕に言ってくれたように「全ての出来事は、自分で決めて、自分で起こしている」という視点を持つことは大切だと思う。人や環境のせいにしないで、自分が創り出したものだと自覚することによって、次の扉が開くのだと思う。「病気を作ったのは自分だ、自分が悪いんだ」と罪悪感を持つのではなく、そこから成長の種を見つけていく。反省はしても、自分を責める必要はない。

要は人生を主人公として体験するか、犠牲者として体験するかという立ち位置の違いだと思う。

病気や苦しい体験を一つの通過儀礼と捉え、自分の成長に役立てることができれば、次に同じレベルのことが起こっても慌てることはない。

全ての体験は、自分の成長のためにあると思う。

人生に失敗はない、全てが経験なんだから。

（2）僕の生還への道

僕がたどってきた道を思い起こすと、暗闇の中の細い糸の上を歩いてきたように思う。この1本の糸がどんなプロセスだったのか、僕の体験を僕なりに振り返ってみた。

①肺がんステージ4宣告を受けて

肺がんステージ4の宣告を受けて、僕は眠れなくなった。恐怖に心をつかみ取られてしまった。頭の中では医師の顔が浮かび、声が鳴り響き、死の不安に取り憑かれた。僕の心の中は死の恐怖でいっぱいになってしまった。この状態は苦しい。がんの宣告を受けた人は、おそらく皆こういった経験をされているのではないかと思う。

幸いなことに僕は心理学の知識があったために、この恐怖を心の外に出すことができた。ジェンドリンという心理学者が開発した心理療法に「フォーカシング」というものがある。身体の中にある言葉にできない〝感じ〟をキャッチし、言葉に変換して身体から排出する方法だ。

第一部にもあるように、僕は枕に顔を押しつけ、身体の中を走り回っている感情を言葉にして叫んだ。大声で、最後の1滴まで残さないように、叫んで叫んで、叫び尽くした。

叫び終わった後、心地のよい疲労感とともに、心の中にゆとりが生まれた。今まで心の中のほとんどのスペースを占めていた〝死の恐怖〟が身体の外に排出された。心の中に隙間ができることで、ゆとりが生まれたわけだ。

こうして僕は肺がんステージ４という大きな壁に、やっと冷静に向き合うことができるようになった。

僕は思う。恐怖を抱えたまま前に進むのはしんどい。恐怖に首根っこをつかまれたままでは、前に進めない。

これはがんだけでなく、全てのことに言えると思う。自分の中に恐怖や不安、あるいは重苦しい何かがあるとき、それを心の外に出すこと。

それは絵として紙に描いてもいい、文字にしてもいい、言葉にしてもいい、叫んでもいい、何かを叩いたり蹴ったりしてもいい、投げつけてもいい、とにかく自分の中にある「ネガティブな感情エネルギー」を外に出すこと。

それがきちんとできていないと、足がすくんでいいスタートを切れない。

②逃げるな、戦え！

目の前に危機が迫ったとき、人間が取る行動は二つしかないと言われている。それは〝逃げる〟か〝戦う〟か。これは人類がまだ狩猟採取民族であった頃に作られた反応のパターンだと言われている。

目の前に大型の肉食動物が現れた！　さあ、どうする？　これが僕たちの中でも脈々と生きている。

「がん宣告」のような心理的な危機が訪れたときも、同じように「逃げる」か「戦う」かという選択を無意識に行なう。

「逃げる」という選択は、全てを医者任せ、病院任せにしてしまい、治療と正面から向き合わないということ。

治療のことは知りたくない、怖いことは知りたくない、だから全て病院と医者に任せて、病気のことはなるべく考えないようにする、という選択。

あるいは病院が勧める治療が全て正しいと思い（そのほうが安心だから）、本来ならできることをやらずに病院の治療のみにすがってしまう、依存してしまう。医者の言うことを鵜呑《うの》みにしてしまう。

いいお医者さんもたくさんいることも事実だけれど、医者は神ではない。自分の命を全うさせられるのは、自分しかいない。

肉食動物からは運よく逃げられたかもしれないが、がんは自分の身体の中にいるのだから、がんから逃げきることはできない。しかもそれがステージ4ならなおさらだ。

僕は「戦う」サバイバルモードに突入した。僕の強固な自我（エゴ）が「絶対に生き残ってやる！」と拳を握りしめ、戦いを始めた。僕がもし「敵前逃亡」していたら、たぶん助からなかったと思う。

今振り返って言えることは、事実を正面から受け止め、医者任せにしないで自分ができることを全部やる、そういう覚悟が僕を救ったのではないかと思う。

医者が言うネガティブな予言めいたことは「絶対に受け入れない」くらいの気力は大切だと思う。それを受け入れてしまったら、きっとその通りになってしまうだろう。自分の命は自分が決める。なぜならば、人生の主人公は自分自身なんだから。

僕は、どうやったらがんを消せるのか？　とにかく人生でこんなに努力したことがない、というほど懸命に調べ、実践した。この期間が9カ月ほど続いた。

体調が悪くなっていく中で、それは僕にとって厳しい戦いだった。しかし「この戦い、絶対に生き残ってやる」「この戦い、負けるわけにはいかない」「敗北は死を意味する」という強い自我（エゴ）があったからこそ、次の明け渡し、サレンダーが劇的になったんだと思う。

なぜなら、明け渡しとは手放すことだから、手放すべき自我（エゴ）が弱いと、明け渡しも弱くなってしまう。強い自我（エゴ）、強い執着、強いしがみつき、それを手放す。つまりそのギャップが大きければ大きいほど、明け渡し、サレンダーがどういうものかを強く体験できるんだと思う。

だから僕は思う。『戦うときは、徹底的に戦え！』と。握りしめるときは『徹底的に握りしめろ！』と。

自我（エゴ）の力で状況を好転させることができれば、それでよし。もしそれでもどうにもならなかったときに、次に明け渡し、サレンダーがやってくる、そう思う。

危機に陥ったとき、まずは「逃げるな！」「戦え！」「できることは何でもやれ！」「とことん、自分が納得するまでやってやってやり尽くせ！」ということ。

しかし病気に関してはもう一つの選択肢があるということを、今の僕は知っている。それは『愛する』ということ。寺山心一翁先生の口癖である「がんを愛するのです」という態度が、病気に対する最高・最強の態度である、と今では思う。

しかし僕がこの領域に達したのは明け渡し、サレンダーの後だった。サバイバルモードの真っ只中ではなかなか「がんを愛する」ことは難しかったし、僕には恐怖の対象を愛することはできなかった。ゆえに、この領域に達するには、様々な内的冒険を経験する必要があるのではないかと思う。

③ポジティブとネガティブの振り子

ポジティブ・シンキングでは超えられない壁がある。

しかし肺がんのステージ４という状況では「ポジティブ」に意識を持っていかなければ、

あっという間に「ネガティブ」にのみ込まれてしまうことも事実だ。

病気、しかもそれが「がん」ともなると、気持ちは落ち込む。このネガティブ・スパイラルに落ち込まないようにポジティブを意識することは、もちろん大事だし、対症療法としては必要なことだ。

ネガティブに取り込まれて、アリ地獄のように地底深く引きずり込まれたら、浮上することはとても難しい。

しかし「ポジティブ・シンキング」で全てが乗り越えられるかというと、そうではないと僕は思う。「ポジティブ・シンキング」は緊急避難アイテムだ。

サバイバルモードのとき、僕は意識を常にポジティブに集中した。絶対に弱音は吐かない。「僕は治りますから」と誰にでも言い、自分にもそう言い聞かす。そうやって自分自身を洗脳しようとした。「僕は治る」ということだけを考え、「ダメかも」という声には一切耳を貸さないということをやっていた。

当時僕に会った人は、自信満々の僕に出会っていたと思う。「僕は治ります」「僕は完治します」そればっかり言っていたし、自分もそのつもりでいた。しかし、ふとしたときに頭の中に鳴り響く「やっぱりダメかもよ」という死神の声。

ポジティブを強く意識すればするほど、ネガティブも強くなる。ポジティブとネガティブは同じエネルギーの両端。僕は強くポジティブを意識した。すると同じくらい強いネガティブがふとしたときに襲ってくる。僕はポジティブとネガティブの間をグラグラ動くヤジロベエのようだった。

これは「思考」と「感情」の乖離《かいり》という視点でも捉えることができる。僕の思考は常に「僕は治る」「がんは治る」と考えていたし、その方法を調べ、計画を立て、実践していた。しかし「感情」のほうはどうだったかというと、「本当にこれで治るんだろうか」「本当に助かるんだろうか」「いや、無理なんじゃない?」「やっぱりダメなんじゃない?」「3カ月後は生きてないかも」と感じていた。

脳の中では「思考」と「感情」を扱う部分が違う。それぞれの脳細胞が違う電気信号を発信し、頭の中が大混乱の状態だった。

これは顕在意識と潜在意識という側面でも同じことが言えると思う。顕在意識とは、自分が意識で気づいている〝思考〟や〝感情〟のことで、潜在意識とは、顕在意識のもっと深くに存在する意識のこと、無意識と呼ばれることもある。

僕は顕在意識では常に「僕は治る」と意識していた。しかし、身体の痛みや体調不良、あるいは細胞に刻み込まれた感情によって、潜在意識では「やっぱりダメかも」という感覚を持っていた。顕在意識を保っていることのできる時間は限りなく短いと言われているので、必然的に潜在意識の時間のほうが遥かに長くなる。

僕はほとんどの時間を恐怖の中で過ごし、はっと気づいて「いやいや、僕は絶対に治るんだ」（顕在意識）とポジティブに持っていく、ということを延々と繰り返していた。これでは疲れるわけだ。

自分の意識を常に客観視してコントロールするなんてことは、禅の達人でもなかなかできることではないし、ましてや普通の人間である僕など、まず無理だ。僕には顕在意識を保ち続けることは不可能だった。

「ポジティブ」の裏側には同じだけの「ネガティブ」が存在する。また、思考と感情の乖離や、顕在意識と潜在意識の関係性などから考えても、いわゆる「ポジティブ」な側面しか意識しないような「ポジティブ・シンキング」は、「ネガティブ」を大きく育てたり潜在意識に押し込んだりして、振り子の振れ幅が大きくなるので、逆に危険な状態になる可能性があると思う。

「ポジティブ」と「ネガティブ」は同じエネルギーの両端でしかないこと、思考で感情をコントロールすることはとても難しいこと、顕在意識を常に保ち「ネガティブ」の潜在意識を抑え込んで「ポジティブ」を意識し続けることは、ほぼ不可能であることを考えると、次の新しい次元は「ポジティブ・シンキング」を越えた先にあると思う。

その新しい次元へつながっている扉が、明け渡し、サレンダーだと僕は思う。

④明け渡す（サレンダー）

脳腫瘍により緊急入院を提案された後、待合室の天井を見上げながら感じたことは、不思議なことに絶望ではなく解放だった。まるで空間・次元が変わったかのように世界が軽くなった。

『自分では、もうどうすることもできない、何もできない』という状況に直面したことで、自分が今まで握りしめてきた『自分の力で絶対になんとかしてやる』という思いを手放すことができたんだと思う。

僕はこのとき、今までの自分自身を、しがみついていた自我（エゴ）を手放すことができたんだと思う。これを明け渡し（サレンダー）と呼ぶ人もいる。

明け渡しを辞書で調べると「建物や土地を立ち退いて、他人の手に渡すこと」と出ているが、もちろん、僕の体験した明け渡しはこれとは全く違う。サレンダーも辞書で調べると「（軍事的に）降伏する、（感情などに）ゆだねる、身を任せる」と出ている。僕がイメージしている明け渡しは、どちらかというとこちらに近いと思う。

僕の感覚だと、身を任せる・ゆだねるのは〝感情〟ではなく、自分よりももっと〝大きな存在〟。

古来、神、大いなる存在、ハイアーセルフ、サムシング・グレート、空《くう》、ＴＡＯ（道）

などと呼ばれてきたものにゆだねるという感覚が、一番近い。

頑固者の僕はとても強い自我（エゴ）で生きてきた。自我（エゴ）が強かったため、たいていのことは自我（エゴ）で苦しみながらもなんとか乗り切ってきた。肺がんステージ4の宣告を受けてからも、今までと同じように自我（エゴ）で生き残ろうとして、サバイバルモードに突入した。

そして、やってやって、できること、やれることを全てやり尽くして跳ね返されたとき、自我（エゴ）ではどうにもならない、ということに気づかされた。いや、気づかざるを得なかった。

徹底的に抵抗し尽くしたからこそ、徹底的に叩き潰された。まだ他のやり方があるとか、あれを試していなかった、などの言い訳や逃げ道が全くなくなったからこそ、僕の強固でしつこい自我（エゴ）が完全に白旗を掲げた。

僕ほど自我（エゴ）の強くない人は、もっと早い段階で明け渡し（サレンダー）が起きるかもしれないけれど、そのタイミングは人それぞれだと思う。

僕がよく読んでいた本にこんな一節がある。これがまさに〝明け渡し〟をよく表していると思うので、ご紹介したい。

生は一つの川だ

一つの流れ、連続体だ
始まりも終わりもない
それはどこに向かっているのでもない
それはつねにここにある
（中略）
可能性はふたつある
あなたは生と戦うこともできる
生に対抗して自分だけの目標を持つこともできる
そして、あらゆる目標は私的なものなのだ
あらゆる目標は個人的なものだ
あなたは、生にパターンを押しつけようとしている
自分自身の何かを――
あなたは、無理矢理
生を自分についてこさせようとしているのだ
あなたなど、ただのちっぽけな部分にすぎないのに――
（中略）
しかし、もうひとつの別な在り方もある

本当のところ、唯一の在り方だ
戦いの道などあるべき在り方じゃない
もう一つの道とは、川と一緒に流れることだ
自分が川と別々で、川と一緒に流れているという
その分離すらも感じないほど
それと一体になって流れること
いいや
あなたはその一部となる
一部になるだけじゃない
それに没入して
川になりきってしまう
そこには何の分離もない
戦っていないとき、あなたは生そのものとなる
戦っていないとき
あなたは広大なるもの、無限なるものになっている
あなたが戦っていないとき
東洋においてその状態は〈明け渡し〉として知られてきた

信頼
我々がシュラッダ〈shraddha〉と呼んできたもの――
生を信頼すること
自分の個的な〝心《マインド》〟を信頼するのではなく
〈全体〉を信頼すること
部分を信頼するのではなく、全体を信頼すること
心《マインド》を信頼するのではなく、存在を信頼すること

『TAO　永遠の大河４』（OSHO著・河出書房新社）

人生は川だ。それも大河だ。その大河の中で流れに必死に〝自我（エゴ）の力〟で抗い、戦っていたのがそれまでの僕だった。

もっともっと、自分の力でなんとかしなければ！

あれもやって、これもやって、自分の力で状況をコントロールしなくては！

流されるな！　抵抗しろ！　戦え！　抗え！　諦めるな！

多少の腕力とスキルがあったために、今まではもがきながらも泳いでこられたけれど、今回の肺がんステージ４という流れは強烈で、ついに自我（エゴ）ではどうしようもなくなっ

てしまった。激流にのみ込まれ、初めて自分がとても小さな存在であり、いかに無駄な努力を繰り返してきたかということに気づかされた。

自我（エゴ）は抵抗する、流されるのが怖いから。自我（エゴ）は執着する、今まで持っていたものがなくなるのが怖いから。自我（エゴ）は判断する、過去の事例に当てはまっていると安心だから。

これら自我（エゴ）による抵抗や執着・判断を捨て、永遠なる大河という〝生〟の流れに身を任せたときから、明らかに僕の人生の流れが変わってきた。

抵抗しない、執着しない、判断しない。流れを信頼して、身をゆだねる。

緊急入院を決めてから、まるで時間割で決まっていたかのような出来事が次々と起こり、最終的には分子標的薬までやって来て、がんが消えてしまった。

「南無阿弥陀仏」という念仏がある。実はこの「南無」というのはサンスクリット語の「ナムル」への当て字で、意味は「お任せします」という意味。「阿弥陀仏」は日本では阿弥陀様や仏像のイメージがあるけれど、本来の意味は「アミダーユス」と「アミダーバ」のことで、意味はそれぞれ「アミダーユス」は永遠の命、「アミダーバ」は永遠の光。つまり自分を超えた大いなる存在のこと。

「南無阿弥陀仏」とは「大いなる存在に、全てをお任せします！」という自分を明け渡す、サレンダーの言葉だったらしい。仏教ってすごい。

「南無阿弥陀仏」というよりも「ナムル・アミダーバ」と言ったほうが明け渡しをイメージしやすいかもしれない。

「サレンダーって降伏するってことですよね。いまいちわからないのですが、サレンダーと諦めってどう違うんですか?」と聞かれることがある。

僕が思うに、一番大きな違いは心の在り方じゃないだろうか。明け渡し(サレンダー)は自分を超えた存在に対する信頼がベースにあるので、基本的に気楽で安心している。自分よりもっと大きなものに身を任せている感覚が、安心感とリラックスと、自己肯定感を生み出している。いわゆる「大船に乗ったつもり」という気持ちに近いかもしれない。乗っている大船が〝大いなる存在〟なら、沈没する可能性はゼロだから、安心して乗っていられる。

一方、諦めは「自分の力では太刀打ちできない」という自己否定感や、「こんなことになったのは他人のせいだ、社会のせいだ」という他者否定だったりして、大いなる生の流れを否定してしまう。自我(エゴ)の特徴である抵抗、執着、判断をしてしまう。いろいろなところに引っかかって、生という川と一緒に流れていかない。ここが一番の違いだと思う。

また、諦めはその反対側に希望があるけれど、諦めと希望は同じステージの両端。ステージの両端を行ったり来たりする状態は、ポジティブとネガティブの振り子と同じ状態。

何かを一生懸命『信じて』いる段階がポジティブ・シンキングで、『信頼』している状態が明け渡し、サレンダーの状態だと思う。

希望も持たず、諦めもしない。希望も諦めも自我（エゴ）の創造物。ただただ生の流れを信頼し、身をゆだねる、それが明け渡し、サレンダーの領域だと思う。

行動面を見てみても、「諦め」は自分ができることがあっても、無理だと思って行動しなくなること。明け渡し、サレンダーは目の前に展開される状況をそのまま受け入れ、そのときに自分ができることをできる分だけ、気楽にリラックスして行動する、ということ。

明け渡し、サレンダーの領域は二元性を出た領域。右も左も、上も下も、希望も諦めも、ポジティブもネガティブも、よいも悪いもない。つまり分離や判断が存在しない。また過去と未来も存在しない。〝今・ここ〟しかない状態。そこは純粋な〝Being〟しか存在しない領域。

今の僕では、まだこの領域に長時間とどまっていることは不可能だけれど、一瞬でもこの領域を体験できたことは、その後の人生において大きな財産となった。

ここが今の僕の原点と言ってもいいと思う。

⑤魂の計画を知る

入院を決めた翌日、つまり明け渡し、サレンダーの翌日、僕は「これは自分の魂の計画である」と悟った。それ以前も同じようなことは本で読んだりしていたけれど、頭で納得しているだけで完全に腹落ちしていなかった。

そのときに心の底から「ああ、これは魂の計画なんだ！」と納得することができたのは、自我（エゴ）の声が小さくなっていたからだと思う。

第一部の河野さんのたとえ話にもあるように、視界を上げていくことが一つのポイントだと思う。

どんなに大変な体験をしても、ずっと1階にいては苦しいだけだ。意味を探ることで、その後ろにある魂の計画を見ることができるのではないだろうか。

感情や思考が大混乱している1階から徐々にエレベーターで上に上がっていく。3階から見える景色、5階から見える景色、10階、20階、50階、高くなればなるほど遠くまで見える。

今自分に起こっていることは何なのか？

なぜ、この出来事が自分に起こるのか？

この出来事は、自分に何を体験させようとしているのか？

いや、もっと言葉を変えると『魂は何を体験したがっているのか？』ということではないだろうか。

自我（エゴ）の混乱した恐れの声を小さくして、目の前に展開している出来事の向こう側の意味を探る。これが『魂の計画を知る』ということなのではないだろうか。

魂にとって体験自体によい、悪いはないと言われている。その体験が〝どんなものだったのか〟それだけ。そういう魂の視点で自分に今起こっていることを眺めてみると、納得感と落ち着きが得られるから不思議だ。

僕の場合は「ああ、僕の魂は肺がんステージ4というものが、どんなものか体験したかったのだな」と感じた。そして同時に「自分が計画してきたことなんだから、この状況は乗り越えられるな」という、何とも言えぬ根拠のない自信が湧いてきた。これは自分の魂に対する信頼かもしれないし、魂からのメッセージだったのかもしれない。

それは、今まで自分に言い続けてきた思考による「僕は治る」とは全く別のエネルギーだった。思考による「僕は治る」は、いつも崖っぷちに立っているような焦りと切迫感があったけれど、明け渡し、サレンダーの後でやってきた「僕は治る」は、強いて言えば「朝が来ない夜はない」あるいは「春の後には夏が来る」というような、ごくごく普通に、来て当然のものがやってくる、来ることを知っているものが、その通りにやってくる、そんな感覚だった。

だからＡＬＫ融合遺伝子が見つかり、適合率が１００％で分子標的薬がやって来たとき、僕の中には「来るべきものが来た」という感覚が起こったのだと思う。20日間で身体中のがんがほとんど消えてしまったときも、「だって、あたり前じゃん」という感覚だった。

これは、視界が高くなったことにより、遠くまで見ることができた、ということなのかもしれない。

では僕の魂は今回、肺がんステージ４でどんなことを体験したかったんだろう？

身体中にがんが転移して苦しむこと？

自我（エゴ）で徹底抗戦すること？

ポジティブとネガティブのヤジロベエになること？

絶望すること？

僕は思う。

それは『明け渡し、サレンダー』だろう、と。

明け渡し、サレンダーを経験することで、苦しい状態から抜け出し、別の精神領域を体験する、ということ。魂は劇的な明け渡し、サレンダーという体験を、僕という肉体と精神を通じてしたかったんじゃないだろうか、と。

「サレンダー、明け渡しって、すごいらしいよ。世界が変わるってさ。面白そう。よーし、いっちょやってみるか！　ちょっとキツいけど、今回の人生でその機会を作ってみよう！　大丈夫、最後はなるようになるから」

確かにキツかった。でもキツければキツいほど、得られる果実も大きい。個人的には勘弁してほしいと思うけれど、僕の魂はそんな計画を立てていたんじゃないだろうか。

⑥ネガティブ・エネルギーを排出する

魂の計画が腹落ちした翌日、僕は父と話をして、子どもの頃からたまっていたネガティブ・エネルギーである〝悲しみ〟を排出することができた。

僕は自分の心の中に〝悲しみ〟の雪だるまを自分自身で大きく育てていた。それを父にぶつけることで〝悲しみ〟の根っこを身体の外に出すことができた。

後からカウンセリングをしてくれたさおりちゃんが言った。

「よく言えたね。あれをやると言い合いとか、喧嘩になったりすることが多いんだけど」

そう、親も子どもにとってよかれと思ってやっているわけだし、当然、親も人間だから自分が責められたとか、文句を言われたように受け取って、反撃してしまうケースも多いと思う。

それを考えれば、ひと言の言い訳も反論もせずに僕の言葉を全て受け止めてくれた父は、本当に僕を愛してくれていたのだと思う。今でも思う、父の態度は立派だった。僕が抱いていた「愛されていない」という思いは、僕自身が作り上げていた幻想だった。

僕の場合は、本人に直接言ったのでとても効果的だったのだけれど、今から考えるとかなり危険度が高いものだったと思う。言い合いや喧嘩になると、ネガティブなエネルギーがさらに増大して身体にたまってしまう可能性もあると思う。そういう意味でも、父には本当に感謝しかない。

その後、よく考えると他にも方法があることに気づいた。

直接本人に言うのではなく信頼できる人や、さおりちゃんのようなカウンセラーに話すのも、一つの方法だろう。自分の感じていることやトラウマになった思い出などを包み隠さずに話すことによって、少しずつだけれど身体の外に排出することができると思う。

他にも不安や恐怖を吐き出したときのように、エネルギーを別の形にして体外へ排出する方法もある。アートセラピーは身体の中のエネルギーを絵という表現に変換する行為を通じて、自分の中にたまったエネルギーを外に排出すること。

他にも粘土をグチャグチャにするとか、壁に投げつけるとか、大声で叫ぶとか、サンドバッグを叩くとか、毎日紙に書き出すとか、とにかく自分の中のネガティブなエネルギーを意識して感じ、捉え、排出することが大切で、そこが肝だと思う。

僕はがんを作り出したネガティブなエネルギーが外に出て、身体感覚が変わった。身体が軽くなった。ああー、重いものが身体から出ていった……そんな感覚になった。

そういうこともあって、僕の「治る」という確信はさらに深くなった。魂と身体が僕に同じことを告げてきたんだと思う。

「もう、普通に治るよ。方法はわからないけど」と。

⑦自分を癒し、愛する

僕の経験から言うと、ネガティブ・エネルギーが身体の外に出ていったら全てが解決、ということではない気がする。ネガティブ・エネルギーが出ていった後は爆撃直後の街並みのようなもので、火は消し止められたけれど、まだまだ瓦礫《がれき》が山のように積みあがり、方々で煙が出ている状態なのだと思う。

その廃墟の中には傷ついた子どもが住んでいる。今まで身体の中で暴れまわっていたネガティブ・エネルギーにズタズタに切り裂かれ、血だらけになった子どもがいる。この子の傷を癒し、心のケアをしてあげなくてはいけない。

その子の声を聞き、抱きしめてあげる、ということ。

僕は入院中ベッドの上で、ＫＯＫＩＡの『愛はこだまする』という曲を聴きながら自分を抱きしめ続けた。第一部にもあったように、なぜかその子は薄汚れた体操服を着た小学校低学年の僕だった。

僕自身はほとんど断片的にしか記憶がないのだけれど、小学校低学年までの僕は大変な問題児だったらしい。母から当時の苦労話をたくさん聞かされた。

例えば幼稚園の女性園長先生に「ババァー！」と叫んでは、園長室に正座。担任の先生のスカートをめくっては正座。毎日叱られる。逆に叱られない日はほとんどなかった。

小学校に入ってからも叱られてばかり。ほぼ毎日、教室の後ろに立たされていた。廊下に立たされたり、職員室で先生の机の横に正座させられたことも1回や2回じゃない。机を教壇の上に持っていかれたこともある。目の前が黒板だった。廊下に立たされていたのにフラフラと行方不明になったり、体育倉庫のガラスを割るわ、教室の花瓶を壊すわ、授業中にカエルを持ち込んで騒ぎを起こすわ、もう大変な子どもだったらしい。

小学1年生のとき、僕の連絡帳にだけ「今日のとね君」という欄があり、毎日先生に○とか×とか△とか書かれていた。それを考えると、父が僕を厳しく育てたのはあたり前とも言えるだろう。

おそらくそのときの僕は、後でどうなるか全く考えずに、好奇心と感情だけで突っ走っていたのだろう。動物と同じだ。

叱られるとあたり前だけど、傷つく。しかしすぐに忘れてしまう。そしてまた叱られる。だから叱るほうもだんだん叱り方が強くなる。また繰り返す……。

本人は反省していないんじゃない、そう、覚えていられないんだ。だから、またやってしまう。あたり前だけれど、叱られた分だけ、否定された分だけ、傷ついていた。

その子はいつも否定され、叱られ、ダメ出しをされていた。そして僕はその子の存在自体を感知していなかった。そんな子どもはいないと思っていた。そうやって忘れられた傷ついた子どもの僕が、心の中にずっと存在していた。心の奥底の暗いところでうずくまっていたんだ。

僕はがんになって初めて、その子の存在を知った。その子は今までずっとSOSを出していた。しかし僕は「有能で強い」という自己イメージを守るために、無視をして気づかないふりをしていた。

明け渡し、サレンダーをして「強く有能な僕」という自我（エゴ）を手放したからこそ、この子の声がはっきりと聞こえてきたんだと思う。

僕はベッドの上でその子の気持ちを感じ、その子に声をかけた。KOKIAの透き通った声とともに、その子を抱きしめた。自分を抱きしめるたび、僕の中のその子が癒され、暖かい何かに心が満たされ、廃墟が復興していくのを感じることができた。

自分の心の奥底に住んでいる傷ついた子どもに「大好きだよ」「I LOVE YOU」と言ってみる。この子が「もう充分だよ」と言うまで言い続ける。

この子が癒されて、本当の意味での再生が始まるんだと思う。

⑧奇跡を引き寄せる

僕は稀少な遺伝子ALK融合遺伝子が見つかり、分子標的薬が適合した。本当に運がいい、そう思う。

退院後、最初の大学病院ではALKを調べると言ったのに調べていなかったことがわかった。「時間がかかる」「海外に出す」と言いながら、調べてなかった。2カ月半待っても結果を知らされなかったのは、そういう理由だった。なぜＡＬＫを調べず、すぐに治験を勧められたのか？　それはわからない。あのまま治験に参加していたら、今、僕は生きていなかったような気がする。少なくとも、今のがんが消えている状態ではないだろう。

ただ一つ言えることは、２０１６年９月の段階では、僕の目の前にＡＬＫというものが来なかったという事実だ。

２０１６年の僕の元にＡＬＫは来なかった。２０１７年の僕の元にＡＬＫは来た。２０１６年の僕はＡＬＫを引き寄せず、２０１７年の僕はＡＬＫを引き寄せた。この違いはいったいなんだろうか？

運がいい、あるいは運が悪かった、それだけなんだろうか？

そもそも運とはいったいなんだろうか？

たまたま？

偶然？

僕はそこに「現実を引き寄せる力」が働いているように思う。

僕の周りにも〝運がいい人〟そして〝運が悪い人〟はいる。言い換えると、よい出来事を引き寄せる人、悪い出来事を引き寄せる人ということになる。

不思議なことに「運が悪い」「やっぱりダメだった」と常日頃から愚痴っている人に限って、ついていないことが多く起こる。その逆に、どうしてあの人はいつもついているんだろう？

という人に話を聞くと、「そんなのあたり前じゃん」「私は守られているから」という答えが返ってきたりすることが多い。

この不思議な〝運〟を最新物理学、量子力学を参考に考えてみる。すると、この〝運〟という今までは自分ではどうしようもないと思っていたものに、実は自分が関与しているかもしれない、ということがわかってくる。

第一部の中でも少し出てきたけれど「引き寄せ」という考え方がある。基本的には量子力学的な考え方をベースにした〝生き方論〟みたいなものだと思う。

僕たちの身体やこの世界は、全て素粒子でできている。素粒子とは原子よりも小さい物質の一番小さな単位のこと。この素粒子を中心とした物理学が量子力学。

量子力学は不思議な世界。僕が知っている代表的なものを挙げると、こうなる。

1　物質はない。全てはスカスカの空間で、その空間の中に極小の素粒子がある

2　スカスカの空間はエネルギーに満ちている

3　素粒子は現れたり消えたりして、その動きは完全にランダムで計算できない

4　素粒子の世界では全てがつながっていて、観察する者と観察される者の区別はつけられない

5　素粒子の世界では空間や距離は関係ない

６　時間は過去から未来に流れていくものではなく、今現在に過去も未来も全てがある
７　未来は過去に厳密に紐付けされていない
８　未来には無限のパラレルワールドが存在する

これだけ見ると、まるでＳＦの世界みたいだけれど、世界中の物理学者たちが真面目に研究をし、実験や計算で証明されているものも多い。僕たちが認識している世界とあまりにも違うので、なかなかイメージができない。

量子力学は、自分という枠組みを超える世界観を提供してくれる。全体（世界）と１人の人間との関係は、海と波に例えるとわかりやすいと思う。

この世界は大きな海で、僕たちはその波の一つに過ぎない。一つひとつの波はみんな違って個性的。同じものは一つもないし、これからも一つも起きない。しかし、全部つながっている。つまり、大海はこの世界全体で、波は僕たちひとりひとりの存在。量子という全体の大海の中の、一つの現れ、それが僕たち。

これを現実で捉え直してみると、人と人、人と物質、人と空間、人と出来事などは全てがつながっているということがわかる。分離しているもの、分かれているものは何もない。全てがつながっている。よく「全ては一つ」と言われることがあるけれど、それは量子力学的な事実では本当のこと。

僕たち人間は自我（エゴ）を強く持っているので、自分は海とは分離している、切り離されている、と勘違いをしてしまっているらしい。

この全体とのつながりは、自我（エゴ）を超えたとき初めて感じられるんだろうと思う。

僕たちは量子という大海の波の一つにすぎない、ということに気づくと、なぜか安らかな気持ちになるから不思議だ。


今度は量子力学的な視点で僕たちの身体を見てみよう。僕たちの身体はエネルギー空間と素粒子の集合体でできている。雲の中の極小の氷粒をイメージするとわかりやすいかもしれない。雲がエネルギー空間で、素粒子が氷粒。だから、もし量子眼鏡というものがあれば、僕たちの身体は物質ではなくてエネルギーの渦みたいに見えると思う。

僕たちの思考や感情もエネルギー。思考や感情は、もやもやとしたエネルギーの渦の中にきらめく雷みたいなイメージ。思考や感情は脳波計で電気信号として計測することができる。

身体もエネルギー、思考や感情もエネルギー、全てがエネルギーとしてつながり影響しあっているのであれば、思考や感情のエネルギーの力で自分の身体を組成するエネルギーや素粒子に影響を与え、細胞内のＤＮＡのスイッチを入れたり切ったりすることも理論的には可能じゃないだろうか。

実際に大学や研究所における様々な実験で、感情や思考によってDNAスイッチのオンやオフが行なわれることは証明されていたりする（筑波大学の村上和雄教授の実験等）。「ありがとう」と10万回言ったらがんが消えたという体験や、寺山先生のように「がんに愛を送る」ことをやっていたらがんが消えたなどの体験は、おそらくこういったことが起こったからではないかと思う。

では、僕はどうだったのか？

僕も「がんは消える」「僕は治る」という意図を明確に持っていた。しかし、僕のがんは消えなかった。なぜだろう？

それはおそらく、思考と感情が乖離していたからだと思う。

思考では「がんは消える」「僕は治る」と念じつつも、感情では「ダメかも」「死ぬかも」と感じていたので、身体を構成する素粒子に明確な信号を送ることができなかったのだと思う。もしかすると感情の「ダメかも」のほうが強かったので、どんどん悪くなっていったのかもしれない。

明け渡し、サレンダーが起こる前の僕には無理だったということだろう。

明け渡し、サレンダーの後で湧いてきた「あ、治るな」という不思議な確信。この根拠のない確信が、僕の思考と感情の周波数や方向性を一致させたのだと思う。

僕の確信から来る「治る」というエネルギー、もしくは波動が量子の世界、量子の海に放射され、量子の海はそのエネルギーに沿った現実を、時間差で連れて来た。それがALKでありアレセンサであり、たった20日間でがんがほとんど消えてしまった事実だと、僕は思う。

望む未来を引き寄せるには、感情と思考の周波数と方向性を一致させることがポイントだと思う。思考だけでもダメ、感情だけでもダメ、両方揃わないと実現はしないんじゃないだろうか。

量子力学では、未来はパラレルワールドと言われている。

ちょっと、にわかには信じがたいけれど、過去も未来も実際はなく〝今現在〟に全てがある、らしい。過去は頭の中に記憶として残っているだけで、未来も頭の中に予想としてあるだけで、実際に時間というものは〝今・ここ〟にしかない。〝今〟という現在が永遠に続いているだけらしい。量子力学的な難しい表現だとこうなる。

『現在・過去・未来は、同じ時空間に留まっていて、それが散在している状態』

うむむ、どういうことか。

量子力学的視点で見ると、僕たちの目の前にはいろいろな未来が無限に存在する。どの未来も実現可能、いや、既に実現している世界もある。全ての未来が〝今・ここ〟にあるのだから。

主人公の選択によってストーリーが変わるロールプレイングゲームをイメージすると理

解しやすいかもしれない。

ある選択を迫られたとき、Aという選択をするとそこでストーリーが変わっていくし、当然エンディングも変わる。Bという選択をしたら、Bというストーリーが展開してエンディングも変わる。

ゲームをしているときは、その選択したストーリーとエンディングを体験するけれど、実はそのプログラムには無数の選択肢とストーリー展開、エンディングが用意されている。その無数の展開とエンディングは、実現していない、プレイされていないだけで、ゲームの中では既に全て存在している。

人生も同じなんじゃないだろうか。〝今・ここ〟という空間には全ての選択肢とストーリーとエンディングが用意されているし、どの未来にも、接続可能。

僕の場合、無限の未来の中には、がんが全身転移してどうしようもなくなり、衰弱して死んでいく未来もあっただろう。それと同じように、がんが消える未来もあったのだと思う。

僕はその無限の可能性の世界の一つ、ＡＬＫ融合遺伝子が見つかり、分子標的薬が適合し、様々な出来事の後、がんが消えるという世界とつながった、ということじゃないだろうか。

要は、どの未来につながるか、どのストーリーとエンディングにつながるか、その一点に尽きる。

どうやってつながったのか？

どうしたら、つながれるのか？

僕なりに考えてみた。

⑨望む未来へのつながり方

僕は今まで自分の未来、自分の人生をコントロールするために一生懸命やってきた。頭で考え、効果的な作戦・計画を立て、ＰＤＣＡ（計画↓行動↓確認↓修正）を回しながら行動する。

頭を使え！　考えろ！　計画を立てろ！　計算しろ！　これは今までの思考重視、サバイバルモード中心の生き方。

今回、僕はこのやり方で完敗した。完膚なきまでのＫＯ負け。僕の今までのやり方では望む未来にはつながらなかった。

では、どうする（Doing）のか？

答えは、すること（Doing）は、ない。

禅問答のようになってしまったけれど、これが事実だと思う。

する（Doing）ではなく、在る（Being）。あるいは、『なる』と言ったほうがわかりやすいかもしれない。

では、何に『なる』のか？

それは、望む未来を生きている自分自身に〝今・ここ〟で『なってしまう』ということ。

今思い起こしてみると、入院したとき僕はもう既に「治ってしまった僕」になっていた。がんは身体中にあったけれど、心は「もう治った自分」でいた、ということ。

心の中では治ることを確信している、治ることを知っている、今はまだ状況が追いついていないけれど、いずれはそういう状態になることを知って確信している状態。入院時に書いたアンケート結果にそれが現れていたと思う。

その僕の〝在り方（Being）〟から放射されたエネルギーが量子の海に放たれ、時間差でＡＬＫ融合遺伝子１００％適合を連れてきたのではないかと思う。

〝在り方（Being）〟が安定していれば、当然ながらそこで使われる思考や感情も安定する。つまり量子の海へ放射される信号も一定して安定したものが放たれる。なのでそれに見合った現実が素早く実現化され、やってきたのではないだろうか。

『未来の自分』を先取りして生きる。

実現したい未来を生きている自分をキャッチし、その自分に周波数を合わせ、〝今・ここ〟でその自分になってしまう。

その自分なら、どう考え、どう感じ、どう選択するかということを全ての基準に設定する。その自分を感じ、その基準で毎日を生きる。すると、自然にその世界につながり、その世界がやってくる。

僕に起こったのは、こういうことだったのだろうと思う。

ここで注意することがある。

まず、つながった未来が来るときは、想定外のところからやってくる、ということ。予想外、想定外の出来事がその未来につながっていることが多い。

僕はＡＬＫは全く想定していなかった。僕は「治る」ということしか確信していなかった。方法は考えず、全て〝大いなる存在〟にお任せだった。

望む未来を実現する方法や計画まで頭の中であれこれ考えると、今までと同じ「思考」の世界に囚われてしまう。その「思考」の枠組みに囚われてしまう。それがなぜいけないかというと、「思考」とは過去のデータや経験に基づいたものなので、想定外のことは「想定」できないから。

「思考」では過去の延長線上の未来しかやってこない。これでは面白くないし、奇跡的な出来事、あっと驚くような出来事は起こらない。奇跡は想定外だから、奇跡と呼ばれるのだと思う。

つまり結論から言うと、結果だけ意図して、あとは考えない、ということ。未来を実現するための思考は、あえて停止させる。恣意的《しいてき》な思考は捨て去る。

もう一つは、常に自分のエネルギーの周波数を高く保っておくこと。自分が発しているものが出来事を引き寄せるのであれば、できるだけ高いエネルギーを放っておいたほうがいいと思う。

ひと言で言うと「いい気分でいる」ということ。

僕は入院中、鳥の声や波の音を聴き、何も考えず、ひたすらいい気分で過ごした。毎日とてもリラックスし、ゆるやかで穏やかで、安らかだった。入院中、看護師にこんなことを言われた。

「刀根さんはあんな状態（全身がん転移）なのに、どうしてあんなに穏やかなのか、いつもニコニコしているのか、不思議な人だねってナースステーションでも話が出ているのですよ」と。

これが逆にがんの増殖を恐れ、体調不良に苦しみ、将来に悲観していたら、そのような周波数のエネルギーや信号を量子の海に放ってしまうことになる。それを実現する出来事がやって来たら最悪だ。多くの引き寄せ本でも言われているように、いい気分でいることは大切だと思う。

自我（エゴ）は抵抗し、執着し、判断する。それが自我（エゴ）の機能だから。しかし未来の世界を引き寄せるときには自我（エゴ）は邪魔になる。自我（エゴ）は理解できないものが不安なので、あれこれ言い訳や理由をつけて目の前に展開する夢のような世界を否定してしまう。あるいは何かに執着してエネルギーの流れを阻害してしまう。

理想の未来につながりたければ、自我（エゴ）の声を採用しないこと。自我（エゴ）は恐れと不安の声でしかないことを理解することが大事だと思う。

目の前に展開する出来事を、判断せず、抵抗せずに受け入れ、手に持っているものは執着せずに手放していく。これが明け渡し、サレンダーの生き方なのだと思う。

まとめると、こうなる。

1 実現したい未来を生きている自分にアクセスする
2 その自分を感じ取る
3 その自分に〝今・ここ〟でなる（思考と感情を同調させる）
4 ひたすらいい気分でいることに集中し、余計なことは考えない
5 目の前に展開される出来事を、抵抗せずに受け入れる

⑩新しい生き方

僕は退院してから、目標にしている生き方がある。

それがこれ。

行為しようとの意志を持たず、しかもすべてを成し遂げる。これが無為自然の「道」

である。

『老子・列子』（奥平卓・大村益夫訳・徳間書店）

これは約2500年前、中国にいた老子が書いた『道徳経』の一節。

老子は作為的に何かを〝行動（Doing）〟することを否定する。老子の有名な言葉で〝為無為〟というものがある。意味は「何もしないことを、する」。「何もしないことを」あえて「する（Doing）」。

何かしたくなる、思考の不安や恐れを乗り越え、全体（道／TAO）を信頼し、あえてぐっと堪えて、何もしない。

老子が言っているように、全体（道／TAO）のエネルギーと一体となり、一緒に流れていくことで自我（エゴ）を超越し、成すことは自然に成され、得たいものは自然と得て、全てが収まるところへ収まっていく。

意識するのは〝Being〟。ひたすら思考と感情を見つめ、つながりたい未来の自分にアクセスし、その自分で〝今を生きる／Being〟。

その未来の自分（Being）で生きているとき、直感的にひらめいたこと、やりたいと思ったことは、判断せずに行動に移し、目の前に展開される状況に全力で対応する。過去のことを後悔したり、未来のことで不安におののいたりしないで、〝今〟を一生懸命に楽しく生きる。それが無為自然の生き方だと思う。

自我（エゴ）中心の生き方はDo（行動）して、結果を出し（Have）、幸せを感じる（Be）生き方。常に先に行動（Do）が来る。結果を出して（Have）初めて幸せ（Be）になる。

この生き方では､幸福（Be）は結果（Have）に依存してしまう。結果が得られなければ、幸福になれない。こうして回し車の中のねずみのように、常に行動し続ける生き方を無意識に続けてしまう。これじゃ不幸だと思う。

これに対し、存在（Be）が先立つ生き方はBe→Do→Haveの生き方。この生き方は最初から幸福（Be)。幸福な私が、何かをする（Do)、すると何かが得られる（Have)。最初から幸福なので幸福は結果に依存していない。仮に自分の思うような結果が出なくても、幸福には影響しない。常にいい気分でいられる。

そして、究極の生き方が、Be→Haveの生き方。幸福（Be）の周波数を量子の海に投げかける。すると量子の海はそれに応え、最適な状況や結果を連れてきてくれる。老子の無為自然はこの究極のBe→Haveの状態を指すのだと思う。何もしないことを〝する〟為無為の生き方、これはいい。

最強の引き寄せマスター、それが老子だと僕は思う。僕はこの〝無為自然〟を目指したいと思っている。

LEELA（リーラ）という言葉がある。サンスクリット語で「神々の戯《たわむ》れ」という意味。この宇宙は神々が遊ぶために作った「遊び場」で、神様は自分が神様であることを〝あえて忘れて〟この世界にやってくる。神様はこの世界に生まれたとき「記憶を喪失」する。

なぜなら、自分が神様だと知っていると、初めから解答を知っているゲームをやるようなもので、つまらないから。

ロールプレイングゲームも攻略本などを見ずに、最初から独力でやるのが一番面白い。

僕たちは自分が神様であることを、あえて忘れてこの世界にやってきた神様だと僕は思う。

物理学者たちが「宇宙とは何なのか？」という問いに対して「宇宙は自分を分割し、分割した自分で自分を体験している知的な存在」という結論に達した、とテレビで見たことがある。太陽も地球も宇宙が作り出したもの。地球も世界も全て宇宙の素材で作られている。

例えば〝石〟。宇宙は〝石〟ってどんな体験なんだろう？と石を作り出し、石の一生を体験する。虫や鳥も同じ。虫ってどんな体験なのかな？　鳥ってどんな体験なのかな？という具合に。そして宇宙が作り出したものの中で、最も高性能で自由度の高い分身が〝人〟。

人はみんな違う。同じ人は一人もいない。つまり、人が存在する分だけ、宇宙はその人の人生を通じてたくさん自由度の高い体験ができるということ。宇宙を神と置き換えると、この世界はまさにLEELA、神々の戯れの場、そのものではないだろうか。

サレンダーには二つの方向があると思う。一つは世界と戦わないという方向。目の前の状況、環境を抵抗せずに受け入れ、外側の流れに身をゆだねる。そしてもう一つは、自分の中から湧いてくる内側からの流れ、直感やエネルギーに身をゆだねるという方向。

状況・環境をただひたすら受け入れ続けていたら、それは主体性のない流される人生とも言えるかもしれない。それだけでなく、自分の内側から流れ出すエネルギーにも身をゆだねる。外側からの流れと内側からの流れ、この相互のエネルギーの流れが大きく合流することで、人生という筋書きのないダイナミックなドラマが作り出されるのではないだろうか。

夢中になれること、ワクワクすること、時間を忘れて没頭できること、そういったものを自分の存在（Being）を通じてこの世界に放出していくとき、それに合わせるように、それを迎えるように様々な出来事が起こってくる。それを体験することが自分の魂の計画なんじゃないだろうか。

このときに忘れてはいけないことがある。それは、自我（エゴ）は魂のエネルギーも自分の手柄にして自分を増殖させたい欲求を持っているということ。才能ある人に限って、ものすごく強い自我（エゴ）を持っているケースはこういったことが考えられる。自我（エゴ）を強く持っていると、本来もっと広がったり昇華したりしていいものが小さくなってしまったり、途中からうまくいかなくなるという結果を招きやすい、と僕は思う。自我（エゴ）は生の流れに素直に従わないから、いずれはうまくいかなくなってしまうと思う。
自分という通路を通じてこの世界にもたらされるものは祝福だと思う。この祝福は自分を通じてこの世界にやってきたものだけれど、自分のものではない。魂にとって成果物などない。〝それを生きる〟ということが魂の喜びだと思う。

サレンダーを意識して、世界と魂に自分を明け渡す。そうすると、きっと人生は今までと違ったものになると思う。少なくとも、僕はそうだったし、これからもそうありたい。


あの寺山先生のワークショップで引いたカードの意味。

岩山からツルハシで光る鉱石を掘り出す人の絵。

僕は思う。あのカードは「本当の自分に出会うためには、今までの自分を壊す必要があるよ」と告げていたんだと。

岩山が今までの僕。固く強固な自我（エゴ）の岩盤。

そしてその僕を破壊するツルハシががん。固い岩盤を破壊するには破壊力抜群の肺がんステージ4からの全身転移というツルハシが必要だった。

その中に輝く光る鉱石が本当の僕。

がんが今までの僕を完璧に破壊してくれたおかげで、新しい僕が誕生した。

がんから生還してからも、仕事を含め様々なことがあった。それはまさに、毎回毎回、僕の魂が自我（エゴ）を手放しなさい、人生を信頼しなさい、流れに逆らわず、身を任せなさいと言っているようだった。人生という大河に身を任せ､川と一緒に流れていきなさい、そして自分の直感を信頼しなさい、そう導かれていた気がする。


これから先、僕はどうなるかはわからない。

この先の人生に何が待っているかもわからない。

そんなことは考えてない。考えてもしょうがないことは、考えない。

目の前に来ることに一生懸命対応し、直感的にひらめいたことを行ない、毎日気分よく過ごす、これが今の僕の生き方。

この人生はおまけ。

せっかく、もう一度生きることができるのだから、楽しくワクワクと魂が喜ぶ生き方をしようと思う。誰かのためとか、何かの役割とか、過去の自分がこうだったからとかに引きずられずに、今、ここで、自分らしく自分の時間を大切に、自分の人生を生きていく。

そうしないと、命がもったいないし、遊ばないともったいない。

魂は、僕という存在を遊ぶために、この世界にやってきたのだから。

いずれ必ず〝死〟は訪れる。必ず再び死神はやって来る。もしかするとがんが再発するかもしれない。それは誰にもわからない。

でも、もし、そのときが来たら、今度こそ死神にこう言おう。
「あー、面白かった。最高に楽しかった。もう満足だよ」って。

刀根 健 （とね・たけし）

1966年、千葉県出身。OFFICE LEELA（オフィスリーラ）代表。東京電機大学理工学部卒業後、大手商社を経て、教育系企業に。心理カウンセリングの資格取得コースの開発や人事部門での教育・研修・制度開発を担当する。その後、人事制度改革や風土改革等のコンサルティング、企業や病院におけるコミュニケーションやリーダーシップ研修を通じて２万人以上に指導するなど、人気講師として活躍する。また、ボクシングジムのトレーナーとしてもプロボクサーの指導・育成を行ない、３名の日本ランカーを育てる。

2016年９月１日に肺がん（ステージ４）が発覚。翌年６月に新たに脳転移が見つかり、医師から「いつ呼吸が止まってもおかしくない」と告げられる。さらに精密検査で、両眼、左右の肺、肺から首のリンパ、肝臓、左右の腎臓、脾臓、全身の骨に転移が見つかるが、その絶望的な状況の中である神秘的な体験をする。その神秘体験後、１カ月の入院を経て奇跡的に回復。2017年７月末の診察でがんはほとんど消失していた。現在は、がんからの壮絶な生還体験で得た気づきを講演や執筆などを通じて分かち合う活動を行なっている。

僕は、死なない。

全身末期がんから生還してわかった人生に奇跡を起こすサレンダーの法則

2019年12月31日　初版第1刷発行
2023年 2 月13日　初版第11刷発行

著　者　刀根 健

発行者　小川 淳
発行所　SBクリエイティブ株式会社
〒106-0032　東京都港区六本木2-4-5
電話　03(5549)1201(営業部)

装　丁　長坂勇司(nagasaka design)
組　版　アーティザンカンパニー株式会社
編集担当　吉尾太一
印刷・製本　中央精版印刷株式会社

本書をお読みになったご意見・ご感想を
下記URL、QRコードよりお寄せください。
https://isbn2.sbcr.jp/02710/

©Takeshi Tone 2019 Printed in Japan
ISBN 978-4-8156-0271-0

落丁本、乱丁本は小社営業部にてお取り替えいたします。

定価はカバーに記載されております。本書の内容に関するご質問等は、小社学芸書籍編集部まで必ず書面にてご連絡いただきますようお願いいたします。

読んだ人の９割が涙した…
本当の幸せに気づく4つの感動ストーリー

悲しみの底で猫が教えてくれた大切なこと

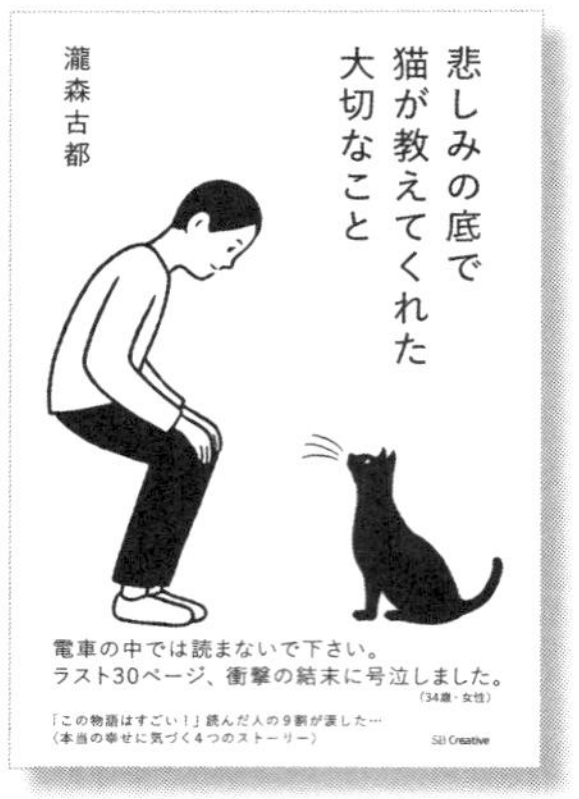

瀧森古都［著］

定価（本体価格1,200円＋税）

奇妙なネコとの出会いを通して紡がれる
４篇の感動ストーリー。
ラスト30ページ、涙なしには読むことができない
奇跡の結末とは？

SB Creative

思いっきり泣いた後、本当の幸せに気づく

孤独の果てで犬が教えてくれた大切なこと

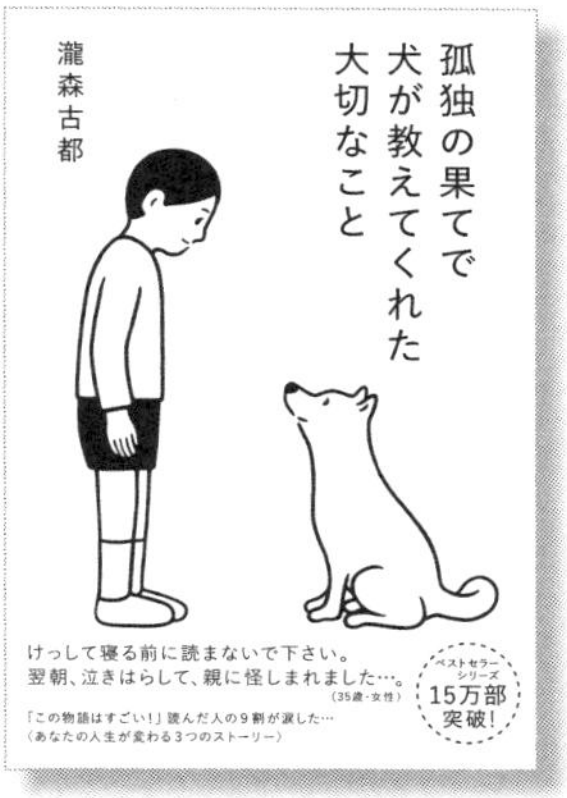

瀧森古都［著］

定価（本体価格1,200円＋税）

『悲しみの底で猫が教えてくれた大切なこと』の続編。
移動図書館を通じ、様々な人や事件と遭遇する
11歳の少年と54歳の中年。それぞれの運命と向き合い、
生きる意味を問う。

SB Creative